实用老年护理评估工具手册

主　编　韩斌如

副主编　孙建萍　邓宝凤　陈　曦

编　委　（按姓名汉语拼音排序）

陈　曦（首都医科大学宣武医院）

邓宝凤（北京老年医院）

董婷婷（首都医科大学宣武医院）

郭欣颖（北京协和医院）

韩斌如（首都医科大学宣武医院）

寇京莉（首都医科大学宣武医院）

李秋萍（首都医科大学宣武医院）

刘　旭（中国人民武装警察部队烟台特勤疗养中心）

孙建萍（山西中医药大学）

王　思（首都医科大学宣武医院）

肖树芹（首都医科大学）

应　波（首都医科大学宣武医院）

张娜芹（首都医科大学宣武医院）

张晓雪（首都医科大学宣武医院）

北京大学医学出版社

SHIYONG LAONIAN HULI PINGGU GONGJU SHOUCE

图书在版编目（CIP）数据

实用老年护理评估工具手册 / 韩斌如主编 . —北京：
北京大学医学出版社，2024.3
ISBN 978-7-5659-2816-1

Ⅰ.①实…　Ⅱ.①韩…　Ⅲ.①老年人 – 护理 – 评估 –
手册　Ⅳ.① R473.59–62

中国国家版本馆 CIP 数据核字（2023）第 013355 号

实用老年护理评估工具手册

主　　编：韩斌如

出版发行：北京大学医学出版社

地　　址：（100191）北京市海淀区学院路 38 号　北京大学医学部院内

电　　话：发行部 010-82802230；图书邮购 010-82802495

网　　址：http://www.pumpress.com.cn

E-mail：booksale@bjmu.edu.cn

印　　刷：北京瑞达方舟印务有限公司

经　　销：新华书店

责任编辑：法振鹏　马　骏　责任校对：靳新强　责任印制：李　啸

开　　本：787 mm×1092 mm　1/16　印张：16.25　字数：290 千字

版　　次：2024 年 3 月第 1 版　2024 年 3 月第 1 次印刷

书　　号：ISBN 978-7-5659-2816-1

定　　价：80.00 元

前　言

　　首都医科大学宣武医院是一所以神经科学和老年医学为重点，承担医疗、教学、科研、预防、保健和康复任务的大型三级甲等综合医院，是国家老年疾病临床医学研究中心。随着社会进步与经济发展，人口老龄化问题席卷全球。人口老龄化可造成养老保障、医疗保障、养老服务等多方面的压力，导致社会负担加重，社会保障费用增高，老年人对医疗保健的需求加剧，社会养老服务供需矛盾突出。

　　护理学作为一级学科，不断细化研究方向、深化研究内容。老年护理学是以老年人为研究对象，研究老年人身心健康和疾病护理特点与预防保健的学科，也是研究、诊断和处理老年人对自身现存和潜在健康问题的反应的学科。老年护理的重点从老年人生理、心理、社会文化以及发展的角度出发，研究自然、社会、文化教育和心理等因素对老年人健康的影响，探求用护理手段或措施解决老年人现存和潜在的健康问题，使老年人获得或保持最佳健康状态。研究老年人的健康问题，满足老年人的健康需求，提高老年人的生活质量，维护和促进老年人的身心健康，无疑是护理领域的重要课题。

　　护理评估是护理的首要步骤，贯穿护理过程的始终，是连续的动态过程。对老年人进行护理评估可以全面反映其健康状况，是实施老年人健康管理的重要基础。老年护理评估工具是对定性评估进行量化处理的常用评估工具，如量表、问卷、临床分级等。伴随护理管理改革和护理事业的发展，对护理科研、护理管理工作提出了新挑战。广大护理人员非常需要一本实用的老年护理评估工具书，以便更好地掌握老年护理的特点与要点、实施老年护理评估工作。

本书全面、系统地阐述了老年护理评估的相关知识与内容，主要包括老年生活质量评估、老年躯体功能状态评估、老年精神心理评估、老年环境和社会评估、老年综合征评估等方面的评估工具。本书从点到面，内容翔实具体，语言简明扼要，为临床护士全面掌握相关知识提供了依据和指导，有一定的临床借鉴性。

　　学无止境，教学相长。由于编者的学识和经验有限，本书仍可能存在疏漏或不妥之处，敬请广大护理同仁提出宝贵意见和建议。

韩斌如

目　录

第一章 概 述

随着社会的进步与发展，人类的健康期望寿命逐渐延长。由于老龄化社会的影响，老年人口的比例不断增加，随之而来的与老龄化相关的健康问题逐步凸显，且随着医学模式的转变及老年健康观的改变，满足老年人的健康需求逐渐成为关注的焦点，为了提高老年人的健康水平和生命质量，在老年医疗服务和养老服务中就需要对老年人进行护理评估。

第一节　老年人与人口老龄化

随着社会的进步与经济的发展，人口老龄化问题席卷全球。据《2022 年国民经济和社会发展统计公报》数据显示，2022 年底全国人口 14.12 亿人，60 周岁及以上 2.8 亿人，占全国总人口 19.8%；65 周岁及以上 2.0 亿人，占总人口 14.9%。我国已经进入人口老龄化快速发展时期，联合国人口基金会以及我国全国老龄工作委员会预测分析，到 2025 年前后，中国 60 岁以上的人口占总人口的比重将超过 20%，联合国《世界人口展望 2019：发现提要》报告预计，到 2050 年，全世界 65 岁以上人口比例将达到 16%。人口老龄化是社会发展的必然结果，也是当今世界人们普遍关心的重要公共卫生问题和重大社会问题。

我国老龄化呈现以下特点：老年人口规模大，老年人口增长快、持续时间长，人口老龄化超前于现代化，与高龄化、空巢化、贫困化、少子化等问题伴随，老龄化发展不平衡。人口老龄化可造成养老保障、医疗保障、养老服务等多方面的压力，导致社会负担加重、社会保障费用增高、老年人对医疗保健的需求加剧、社会养老服务供需矛盾突出。研究老年人的健康问题，满足老年人的健康需求，提高老年人的生活质量，维护和促进老年人的身心健康，实现健康老龄化的战略目标，无疑是护理领域的重要课题。

第二节　老年护理评估简介

老年护理学是以老年人为研究对象，研究老年人身心健康和疾病护理特点与预防保健的学科，也是研究、诊断和处理老年人对自身现存和潜在健康问题的反应的学科。老年护理的重点从老年人生理、心理、社会文化以及发展的角度出发，研究自然、社会、文化教育和心理等因素对老年人健康的影响，探求用护理手段或措施解决老年人现存和潜在的健康问题，使老年人获得或保持最佳健康状态，或有尊严、安宁地离开人世，从而提高老年人的生活质量。护理评估是护理的首要步骤，贯穿护理过程的始终，是连续的动态过程。护理评估为制订护理方案提供依据，能及时发现病情变化，预防病情恶化，评价护理干预效果，预测疾病的发展趋势和转归。老年人护理评估主要包括身体健康、精神心理健康以及社会健康等方面的内容。对老年人进行护理评估可以全面反映其健康状况，是实施老年人健康管理的重要基础。

第三节　老年护理评估方法

对老年人进行护理评估的方法主要包括以下几种。

一、交谈

交谈是指通过与老年人、亲友、照护者及相关的医务人员进行谈话沟通，了解老年人的健康情况。在交谈中，评估者应运用有效的沟通技巧，与老年人及相关人员建立良好的信任关系，有效获取老年人的相关健康资料和信息。

二、观察

观察是指运用感官获取老年人的健康资料和信息。评估者可通过视、听、嗅、触等多种感官，观察老年人的各种躯体症状、体征、精神状态、心理反应及其所处的环境，以便发现潜在的健康问题。在观察的过程中，必要时可采用辅助仪器，以增强观察效果。

三、体格检查

体格检查是指运用视诊、触诊、叩诊、听诊等体格检查的方法，对老年人进行有目的的全面检查。

四、阅读

阅读是指通过查阅病历、各种医疗与护理记录、辅助检查结果等资料，获取老年人的健康信息。

五、测试

测试是指用标准化的量表或问卷，测量老年人的身心状况。量表或问卷的选择必须根据老年人的具体情况来确定，并且需要考虑量表或问卷的信度及效度。

第四节 老年护理评估注意事项

在老年护理评估的过程中，结合老年人身心变化的特点，应注意以下事项。

一、提供适宜的环境

环境尽可能要安静、无干扰，室内温度以 22~24℃为宜，注意保护老年人的隐私。

二、安排充分的时间

老年人由于感官的退化，反应较慢，行动迟缓，思维能力下降，评估所需的时间较长。加之老年人往往患有多种慢性疾病，很容易感到疲劳。评估者应根据老年人的具体情况，选择适宜的时机，必要时分次进行评估。

三、选择适当的方法

对老年人进行身体评估时，应根据评估的要求选择合适的体位。有些老年人部分触觉功能消失，需要较强的刺激才能引出，在进行感知觉检查特别是痛觉和温觉检查时，注意不要损伤老年人。

四、运用沟通的技巧

对老年人进行护理评估时，应充分考虑他们因听觉、视觉、记忆等功能衰退而出现的反应迟钝、语言表达不清等情况，适当运用有效的沟通技巧。例如，采用关心、体贴的语气提出问题，语速减慢，语音清晰，选用通俗易懂的语言，适时注意停顿和重复，运用倾听、触摸等技巧，注意观察非语言性信息。为认知功能障碍的老年人收集资料时，询问要简洁得体，必要时可由其家属或照顾者协助提供资料。

五、获取客观的资料

对老年人的护理评估应在全面收集资料的基础上，进行客观准确的判断分析，避免因为护士的主观判断引起偏差。

六、进行全面的评估

全面、系统地评估老年人的整体健康状况，包括身体健康、心理健康、社会健康及特有问题的评估。

第五节　老年护理评估工具

老年护理评估工具是对定性评估进行量化处理的常用评估工具，如量表、问卷、临床分级等。主要包括老年生活质量评估、老年躯体功能状态评估、老年精神心理评估、老年环境和社会评估、老年综合征评估等方面的评估工具。护理评估工具的使用作为临床诊断、治疗、护理的依据，存在着一定的误差，仅作为临床护理工作中的辅助工具，具体的评估、诊断、治疗、护理要依据患者的病情、护士临床经验等综合评估，才能得出正确的结论。选择量表时，需要考虑以下问题：量表的选择是你想要的吗？评估工具反映你需要的概念定义了吗？工具结构好吗？量表测量的内容是你想要了解的吗？评估工具如何使用和评分？使用需要特殊技巧吗？评估者如何进行量表使用的培训？评分如何解读？工具的信度和效度如何？只有解决了这一系列问题，量表才可以使用。

第二章 老年生活质量评估

第一节 生活满意度评估

长寿人口的快速增加可直接导致社会老龄化，从社会发展的角度来说，提高老龄化群体的生活质量对应对人口老龄化行动有着重要的意义。生活满意度是个体基于自身设定的标准对其生活质量做出的主观评价，是个人依照选择的标准对自己大部分时间或持续一定时期生活状况的总体性认知评估，也是衡量生活质量的重要指标。评估老年人生活满意度成为近些年老年心理卫生研究的热点。调查研究显示，随着年龄的增长，健康状况与情感因素对老年人生活满意度具有一定影响。因老年人身体状况、心理状态、社会地位及精神状态的改变，对生活满意度也随之发生变化。因此，科学评估老年人生活满意度，对及早发现老年人心理隐疾，并采取干预措施，提高生活质量具有积极意义。常用的评估工具是生活满意度量表。

一、量表简介

生活满意度量表（life satisfaction scales）是指主观幸福感评估工具。由 Neugarten 等于 1961 年编制。包括三个独立的分量表，一个他评量表，即生活满意度评定量表（life satisfaction rating scales，LSR）；两个自评量表，即生活满意度指数 A（life satisfaction index A，LSIA）和生活满意度指数 B（life satisfaction index B，LSIB）。以上三个量表，在国外新兴的生活满意度研究中经常用到，有较高的信度和效度。研究显示，在我国该量表也常用作老年人生活满意度的评估，并且具有较好的信度和效度，故可用来对老年人生活质量的满意程度进行评估。

二、量表内容

生活满意度评定量表（LSR）包括五个子量表（表 2-1），即热情与冷漠、决心与不屈服、愿望与实现目标间的吻合程度、自我评价和心境状态。每个子量表采用 1~5 分的 5 级评分法，总分范围为 5~25 分，分数越高，表示满意度越高。该量表由评估者或工作人员对受试者进行评估。

生活满意度指数 A（LSIA）由与生活满意度评定量表（LSR）的内容呈高度相关的 20 个条目组成（表 2-2），回答分为"同意""不同意"和"无法肯定"三种。在测评时，先将"同意"计 1 分，"不同意"计 0 分，其中有 8 个条目（3、5、7、10、14、17、18、20）是反向计分（回答"同意"表示存在不满意倾向）；其余 12 个条目是正向计分（回答"不同意"表示存在不满意倾向）。计算总分时，先将反向计分的条目进行分值转换后（0 → 1，1 → 0），"无法肯定"计 0 分，再将 20 个条目的得分相加，总分从 0（满意度最低）到 20（满意度最高）分布。

生活满意度指数 B（LSIB）由与生活满意度评定量表（LSR）高度相关的开放式、清单式条目组成（表 2-3），总分从 0（满意度最低）到 22（满意度最高）分布，计分方式为选择后总分相加可得。

表 2-1 生活满意度评定量表（LSR）

指导语： 下面的一些陈述是人们对生活的不同感受，请参照以下陈述，选出比较符合您实际情况的条目。

条目		分数	得分
热情与冷漠	充满热情地谈到若干项活动及交往。感觉"当前"是一生中最美好的时光。喜爱做事情，甚至待在家里也感到愉快。乐于结交朋友，追求自我完善。对生活的多个领域表现出热情	5	
	有热情，但仅限于一两项特殊的兴趣，或仅限于某个阶段。当事情出现差错并可能妨碍其积极享受生活时，可表现出失望或生气。即使是很短的时间，也要预先做出计划	4	

	条目	分数	得分
热情与冷漠	对生活淡泊，似乎从所从事的活动中得不到什么乐趣。追求轻松和有限度的参与。可能与许多活动、事物或人完全隔离	3	
	认为生活的绝大部分是单调的，可能会抱怨感到疲乏。对许多事感到厌烦。即使参与某项活动，也几乎体会不到意义或乐趣	2	
	生活就像例行公事，认为没有任何事情值得去做	1	
决心与不屈服	奋斗不息的态度：宁可流血也不低头。有抗争精神：抵抗到底、决不放弃。积极的人格：坏事和好事都能承受，尽力而为之，不愿改变过去	5	
	能够面对现实。"我对自己的遭遇没有怨言""我随时准备承担责任""只要去寻找，就一定能发现生活中美好的一面"。不介意谈论生活中的困难，但也不过分渲染之。"人不得不有所放弃"	4	
	自述："我曾经攀上顶峰也曾跌入低谷，我有时在峰顶，有时却在谷底"。对生活中遇到的困难流露出遭受外在惩罚及内在惩罚的感觉	3	
	感到由于得不到休息而未能将事情办得更好，感觉现在的生活与 45 岁时截然不同，越来越糟了，"我努力工作，却什么也没有得到"	2	
	谈论自己未能承受的打击（外在惩罚），反复责怪自己（内在惩罚）。被生活所压倒	1	
愿望与实现目标间的吻合程度	感到已完成了自己想做的一切。已经实现或即将实现自己的人生目标	5	
	对生活中失去的机遇感到有些懊悔。"也许我应该更好地把握住那些机会"。尽管如此，仍感到生活中自己想做的事情均已完成得相当成功	4	
	失去的机遇和把握住的机遇各占一成。如果能重新开始人生，宁愿干一些不同的事情，或许该接受更多的教育	3	
	为失去重要的机遇而懊悔，但对自己在某一领域（也许是其专业）中所取得的成绩感到满足	2	
	感到失去生活中的大多数机遇	1	

续表

	条目	分数	得分
自我评价	感觉正处在自己的最佳时期。"我现在做事比以往任何时候做得都好""没有比现在更美好的时光了"。认为自己聪明、完美、有吸引力；认为自己比别人更重要。认为有资格随心所欲	5	
	感觉自己比一般人幸运。有把握适应生活的各种艰辛。"退休只是换个事情做而已"。对健康方面出现的任何问题均能正确对待。感到有资格随心所欲。"我想做的事情均能去做，但不会过度劳累自己"。感到能处理好自己与周围环境的关系	4	
	认为自己至少能够胜任某一领域，例如工作。但对能否胜任其他领域持怀疑态度。意识到自己已经失去了年轻时的活力，但能够面对现实。感到自己不那么重要了，但并不十分介意。感到自己有所得，也有所付出。随着年纪变老感到身体各方面的状况普遍下降，但并非严重下降。认为自己的健康情况好于平均水平	3	
	感到别人看不起自己，谈到人变老时往往感到绝望。试图抵御岁月的侵袭	2	
	感到老了、没有用了，或者快没有用了。贬低自己。"我已经成了别人的累赘"	1	
心境状态	"现在是我一生中最美好的时光"。几乎总是愉快的、乐观的。在旁人眼里其快乐似乎有些脱离现实，但又不像是装模作样	5	
	在生活中寻找快乐，知道快乐之所在并把快乐表现出来，有许多似乎属于青年人的特点。通常是正性的、乐观的情感	4	
	宛若一艘性情平和的船在缓缓地移动，一些不愉快均被正性心境所中和。总体上为中性到正性的情感，偶尔可表现出急躁	3	
	希望事情宁静、平和。总体上为中性到负性情感。有轻度的忧郁	2	
	悲观、抱怨、痛苦、感到孤独，许多时间里感到忧郁，有时在与人接触时会发脾气	1	

表 2-2　生活满意度指数 A（LSIA）

指导语： 以下问卷涉及您对近期生活的满意程度，无好坏之分，请您仔细阅读，并根据自己的现实情况回答。请在符合您情况的选项上打"√"。

条目	同意	不同意	无法肯定
1. 当我老了以后发现事情似乎要比原先想象得好			
2. 与我所认识的多数人相比，我更好地把握了生活中的机遇			
3. 现在是我一生中最沉闷的时期			
4. 我现在和年轻时一样幸福			
5. 我的生活原本应该是更好的时光			
6. 现在是我一生中最美好的时光			
7. 我所做的事情多半是令人厌烦和单调乏味的			
8. 我估计最近能遇到一些有趣的令人愉快的事			
9. 我现在做的事和以前做的事一样有趣			
10. 我感到老了、有些累了			
11. 我感到自己确实上了年纪，但我并不为此而烦恼			
12. 回首往事，我相当满足			
13. 即使能改变自己的过去，我也不愿有所改变			
14. 与其他同龄人相比，我曾做出较多愚蠢的决定			
15. 与其他同龄人相比，我外表较年轻			
16. 我已经为 1 个月甚至 1 年后该做的事制订了计划			
17. 回首往事，我有许多想得到的东西均未得到			
18. 与其他人相比，我惨遭失败的次数太多了			
19. 我在生活中得到了相当多我所期望的东西			
20. 不管人们怎样说，许多普通人是越过越糟，而不是越过越好			

表 2-3 生活满意度指数 B（LSIB）

指导语： 以下问题涉及您近期对生活满意度的情况，请填写符合您情况的分值。

序号	条目	2分	1分	0分	得分
1	你这个年纪最大的好处是什么？	—	积极的答案	没有任何好处	
2	今后五年你打算做什么？你估计今后的生活会有什么变化？	变好，或无变化	无法预料，各种可能性都有	变坏	
3	你现在生活中最重要的事情是什么？	任何自身之外的事情，或令人愉快的对未来的解释	维持现状、保持健康或工作	摆脱现在的困境，或目前什么重要的事情也没有，或提起以往的经历	
4	与早期的生活相比，你现在是否幸福？	现在是最幸福的时期，过去和现在同样幸福；或无法比较出何时更幸福	最近几年有些不如以前	以前比现在好，目前是最糟糕的时期	
5	你是否曾担心人们期望你做的事你却不能胜任——你无法满足人们对你的要求？	不曾担心	略有些担心	担心	
6	如果你想怎样就能怎样，那么你最喜欢生活在哪里（国家名）？	—	目前所在地	任何其他地方	
7	你感到孤独的时间有多少？	从未有过	有时	经常，十分频繁	
8	你感到生活无目的的时间有多少？	从未有过	有时	经常，十分频繁	

序号	条目	2分	1分	0分	得分
9	你希望将来与好朋友在一起的时间更多一些还是自己独处的时间更多一些？	现在这样很好	与好朋友在一起的时间更多一些	自己独处的时间更多一些	
10	你在目前的生活中发现多少不幸的事情？	几乎没有	有一些	许多	
11	当你年迈之后，事情比原先想象得好还是不好？	好	和预期的差不多	不好	
12	你对自己生活的满意程度如何？	非常满意	相当满意	不太满意	

三、使用方法及注意事项

（1）以正确的评估方式完成测评：表2-1属于他评量表，需要评估者或工作人员了解受试者的具体情况后自行填写。而表2-2、表2-3属于自评量表，在告知指导语后，可让受试者自己填写，或由工作人员逐条询问受试者，根据受试者的口头回答代为填写。

（2）注意量表的测评时间：该量表主要测评近期的情况，在测评时，应向受试者强调测评的时间范围为"近期"。

（3）注意反向计分条目的转化：表2-2计算总分时，注意先将3、5、7、10、14、17、18、20这8个反向计分条目的原始评分转换过来（1→0，0→1），请注意若选择"无法肯定"，得分仍然为0。最后再把20个条目的得分相加，即可得到相应分数。

第二节 幸福感评估

随着中国老龄化问题的日趋凸显，老年人群的生活质量特别是心理健康情况，成为当今社会日益关注的话题。主观幸福感即不同个体依照自身标准对其生活质量进行的综合性评价，作为衡量老年人群生活质量的综合性心理指标，与老年人身心健康息息相关。已有研究证实，老年人随着年龄的不断增长，其生理及心理功能逐渐衰退、恶化，从而导致主观幸福感发生相应改变；而积极或正性的情感反应有益于个体身心健康。因此，只有科学评估老年人主观幸福感、及早发现心理隐患、及时采取干预措施，才能预防或缓解老年人心理问题，提高其生活质量。常用的幸福感评估工具包括纽芬兰纪念大学幸福度量表和总体幸福感量表。

一、纽芬兰纪念大学幸福度量表

（一）量表简介

纽芬兰纪念大学幸福度量表（Memorial University of Newfoundland scale of happiness，MUNSH）由 Albert 等根据情感平衡理论制定。Albert 等对在纽芬兰地区使用 MUNSH 的研究显示，该量表具有较好的信效度，其总量表的内部一致性 Cronbach's α 系数为 0.866，各分量表 Cronbach's α 系数均大于 0.800；重测信度为 0.758。在我国的研究也显示，该量表对老年人有较好的信度和结构效度，适于评价老年人的幸福度。

（二）量表内容

纽芬兰纪念大学幸福度量表（MUNSH）由 24 个条目组成（表 2-4），包括负性情感（negative affect，NA）、负性体验（negative experience，NE）、正性情感（positive affect，PA）、正性体验（positive experience，PE）4 个维度。其中，10 个条目反映 PA 和 NA，14 个条目反映 PE 和 NE。每个条目回答"是"计 2 分，"否"计 0 分，"不知道"计 1 分。幸福度总分 =PA−NA+PE−NE，得分范围为 −24~24 分。为了便于计算，加上常数 24，得分范围为 0~48 分。得分越高，幸福度越高。

表2-4 纽芬兰纪念大学幸福度量表（MUNSH）

指导语： 以下是关于您最近几个月的日子过得怎么样的问题。请阅读每一条，如果符合您的情况，请回答"是"；如果不符合您的情况，请回答"否"，在每个条目后面相应的选项数字上打"√"。

条目	是	否	不知道
1. 满意到极点	2	0	1
2. 情绪很好	2	0	1
3. 对生活特别满意	2	0	1
4. 很走运	2	0	1
5. 烦恼	2	0	1
6. 非常孤独或与人疏远	2	0	1
7. 忧郁或非常不愉快	2	0	1
8. 担心，因为不知道将会发生什么情况	2	0	1
9. 感到生活处境变得艰苦	2	0	1
10. 生活处境变得使我感到满意	2	0	1
11. 这是我一生中最难受的时期	2	0	1
12. 我像年轻时一样高兴	2	0	1
13. 我所做的大多数事情都令人厌烦或单调	2	0	1
14. 我做的事像以前一样使我感兴趣	2	0	1
15. 当回顾我的一生时，我感到相当满意	2	0	1
16. 随着年龄的增加，一切事情更加糟糕	2	0	1
17. 我感到孤独	2	0	1
18. 今年一些事情使我烦恼	2	0	1
19. 如果我能到想住的地方去住，我愿意到那儿去住	2	0	1
20. 有时我感到活着没意思	2	0	1
21. 我现在像我年轻时一样高兴	2	0	1
22. 大多数时候我感到生活是艰苦的	2	0	1
23. 我对当前的生活满意	2	0	1
24. 我的健康情况和同龄人比，与他们相同甚至还好些	2	0	1

（三）使用方法及注意事项

（1）以自评方式完成测评：在告知指导语后，可让受试者自己填写，或由工作人员逐条询问受试者，根据受试者的口头回答代为填写。

（2）注意量表的测评时间：该量表测评最近几个月的情况，在测评时，应向受试者强调测评的时间范围为"最近几个月"。

（3）注意量表的计分方法：①正性情感（PA）：条目1、2、3、4、10。②负性情感（NA）：条目5、6、7、8、9。③正性体验（PE）：条目12、14、15、19、21、23、24。④负性体验（NE）：条目11、13、16、17、18、20、22。在计算幸福度总分时，不要机械地将4个维度得分相加，应按照总分=PA–NA+PE–NE来计算，并将得分加上24，才是幸福度的总分。

二、总体幸福感量表

（一）量表简介

总体幸福感量表（general well–being schedule，GWB）是美国心理学家Fazio在1977年修订的，是为美国国立卫生统计中心制订的一种定式型测查工具，用来评价受试者对幸福的陈述。1996年由国内学者段建华对本量表进行了翻译修订，并用修订后的量表进行测评。该量表单个项目得分与总分的相关为0.48~0.78，分量表与总表的相关为0.56~0.88，内部一致性信度在男性为0.91，女性为0.95。间隔3个月后重新测查，重测信度为0.85，具有良好的信效度。因此，该量表可以用于我国老年人对幸福感受的研究。

（二）量表内容

原量表共有33个条目，其中1、3、6、7、9、11、13、15、16项为反向计分条目（表2–5）。得分越高，幸福度越高。量表还通过将内容组成6个分量表从而对幸福感的6个因子进行评分。这6个因子是对健康的担心、精力、对生活的满足和兴趣、忧郁或愉快的心境、对情感和行为的控制以及松弛与紧张（焦虑）。按选项0~10累积相加。其中反向计分条目需将分数先调转，再相加即可。

表 2-5 总体幸福感量表（GWB）

指导语： 以下问卷涉及您近期对生活的感受与看法，无好坏之分，根据自己的现实情况和切身体验回答，并请您仔细阅读每道题目，在相应的答案代码上打"√"即可。

1. 你的总体感觉怎样（在过去 1 个月里）？

 好极了——1

 精神很好——2

 精神不错——3

 精神时好时坏——4

 精神不好——5

 精神很不好——6

2. 你是否为自己的神经质或"神经病"感到烦恼（在过去 1 个月里）？

 极端烦恼——1

 相当烦恼——2

 有些烦恼——3

 很少烦恼——4

 一点也不烦恼——5

3. 你是否一直牢牢地控制着自己的行为、思维、情感或感觉（在过去 1 个月里）？

 绝对的——1

 大部分是的——2

 一般来说是的——3

 控制得不太好——4

 有些混乱——5

 非常混乱——6

4. 你是否由于悲哀、失去信心、失望或有许多麻烦而怀疑还有任何事情值得去做（在过去 1 个月里）？

 极端怀疑——1

 非常怀疑——2

 相当怀疑——3

 有些怀疑——4

 略微怀疑——5

 一点也不怀疑——6

5. 你是否正在受到或曾经受到任何约束、刺激或压力（在过去 1 个月里）?

相当多——1

不少——2

有些——3

不多——4

没有——5

6. 你的生活是否幸福、满足或愉快（在过去 1 个月里）?

非常幸福——1

相当幸福——2

满足——3

略有些不满足——4

非常不满足——5

7. 你是否有理由怀疑自己曾经失去理智，或对行为、谈话、思维或记忆失去控制（在过去 1 个月里）?

一点也没有——1

只有一点点——2

有些，不严重——3

有些，相当严重——4

是的，非常严重——5

8. 你是否感到焦虑、担心或不安（在过去 1 个月里）?

极端严重——1

非常严重——2

相当严重——3

有些——4

很少——5

无——6

9. 你睡醒之后是否感到头脑清晰和精力充沛（在过去 1 个月里）?

天天如此——1

几乎天天——2

相当频繁——3

不多——4

很少——5

无——6

10. 你是否因为疾病、身体的不适、疼痛或对患病的恐惧而烦恼（在过去 1 个月里）？ 所有的时间——1 大部分时间——2 很多时间——3 有时——4 偶尔——5 无——6
11. 你每天的生活是否充满了让你感兴趣的事情（在过去 1 个月里）？ 所有的时间——1 大部分时间——2 很多时间——3 有时——4 偶尔——5 无——6
12. 你是否感到沮丧和忧郁（在过去 1 个月里）？ 所有的时间——1 大部分时间——2 很多时间——3 有时——4 偶尔——5 无——6
13. 你是否情绪稳定并能把握住自己（在过去 1 个月里）？ 所有的时间——1 大部分时间——2 很多时间——3 有时——4 偶尔——5 无——6

续表

14. 你是否感到疲劳、过累、无力或精疲力竭（在过去1个月里）？ 所有的时间——1 大部分时间——2 很多时间——3 有时——4 偶尔——5 无——6
15. 你对自己健康关心或担忧的程度如何（在过去1个月里）？ 不关心 0 1 2 3 4 5 6 7 8 9 10 非常关心
16. 你感到放松或紧张的程度如何（在过去1个月里）？ 松弛 0 1 2 3 4 5 6 7 8 9 10 紧张
17. 你感觉自己的精力、精神和活力如何（在过去1个月里）？ 无精打采 0 1 2 3 4 5 6 7 8 9 10 精力充沛
18. 你忧郁或快乐的程度如何（在过去1个月里）？ 非常忧郁 0 1 2 3 4 5 6 7 8 9 10 非常快乐
19. 你是否由于严重的性格、情感、行为或精神问题而感到需要帮助（在过去1年里）？ 是的，曾寻求帮助——1 是的，但未寻求帮助——2 有严重的问题——3 几乎没有问题——4 没有问题——5
20. 你是否曾感到将要精神崩溃或接近于精神崩溃？ 是的，在过去1年里——1 是的，在1年以前——2 无——3
21. 你是否曾有过精神崩溃？ 是的，在过去1年里——1 是的，在1年以前——2 无——3

续表

22.	你是否曾因为性格、情感、行为或精神问题在精神病院、综合医院精神病科病房或精神卫生诊所治疗？ 是的，在过去 1 年里——1 是的，在 1 年以前——2 无——3
23.	你是否曾因为性格、情感、行为或精神问题求助于精神医生、心理学家？ 是的，在过去的 1 年里——1 是的，在 1 年以前——2 无——3
24.	你是否因自己的一些问题求助于普通医生（真正的躯体疾病或常规检查除外）？ 是——1 否——2
25.	你是否因自己的一些问题求助于脑科或神经外科专家？ 是——1 否——2
26.	你是否因自己的一些问题求助于护士（一般内科疾病除外）？ 是——1 否——2
27.	你是否因自己的一些问题求助于律师（常规的法律问题除外）？ 是——1 否——2
28.	你是否因自己的一些问题求助于警察（单纯的交通违章除外）？ 是——1 否——2
29.	你是否因自己的一些问题求助于牧师、神父等各种神职人员？ 是——1 否——2
30.	你是否因自己的一些问题求助于婚姻咨询专家？ 是——1 否——2
31.	你是否因自己的一些问题求助于社会工作者？ 是——1 否——2

续表

32. 你是否因自己的一些问题寻求过其他正式的帮助？ 　　是——1 　　否——2
33. 你是否曾与家庭成员或朋友谈论自己的问题？ 　　是的，很有帮助——1 　　是的，有些帮助——2 　　是的，但没有帮助——3 　　否，没有人可与之谈论——4 　　否，没有人愿意与我谈论——5 　　否，不愿与人谈论——6 　　没有问题——7

（三）使用方法及注意事项

（1）以自评方式完成测评：在告知指导语后，可由工作人员逐条询问受试者，根据受试者口头回答代为填写；也可让受试者自己阅读和填写。

（2）注意量表的测评时间：该量表测评的是近期的感受，请工作人员注意提醒受试者感受的时间范围。

（3）注意反向计分条目的转化：计算总分时，注意先将1、3、6、7、9、11、13、15、16这9个条目的得分做相反计算，再把所有条目的得分相加，即可得到总分。

第三节　普适性量表

生活质量测量工具可分为普适性量表与疾病专用量表两种。普适性量表（generic scale）用于一般人群生存质量的测定。普适性量表对受试对象的年龄、疾病种类、治疗手段等均不作限定，应用比较广泛。如健康调查量表36、诺丁汉健康量表、症状自评量表、疾病影响程度量表和世界卫生组织生活质量测定量表。

一、健康调查量表 36

（一）量表简介

健康调查量表 36（36–item short form health survey，SF–36），测量的范围广泛，是美国医学结局研究组（Medical Outcomes Study，MOS）开发的一个普适性测定量表。自 1992 年建立以来，由于其信度高、效度高、评价方法程序化等诸多优点，已经广泛应用于临床实践和临床科研、卫生政策评价、一般人群的健康调查等。并且不同语种版本相继问世。其中用的较多的是英国发展版和美国标准版，均包含 8 个领域。1991 年浙江大学医学院社会医学教研室翻译了中文版的 SF–36。

（二）量表内容

该量表为 MOS–SF–36 生存质量量表中文版。评分原则是分量表及各条目计分越高，则表示健康状况越佳。SF–36 量表包括 36 个条目，可归纳为 8 个分量表，其中包括生理功能（physical functioning，PF）、生理职能（role physical，RP）、躯体疼痛（bodily pain，BP）、一般健康状况（general health，GH）、精力（vitality，VT）、社会功能（social functioning，SF）、情感职能（role emotional，RE）以及精神健康（mental health，MH）8 个方面（表 2–6）。

其中，①生理功能（PF）：测量健康状况是否妨碍了正常的生理活动，包括条目 3。②生理职能（RP）：测量由于生理健康问题所造成的职能限制，包括条目 4。③躯体疼痛（BP）：测量疼痛程度以及疼痛对日常活动的影响，包括条目 7、8。④一般健康状况（GH）：测量个体对自身健康状况及其发展趋势的评价，包括条目 1、10。⑤精力（VT）：测量个体对自身精力和疲劳程度的主观感受，包括条目 9（1）、9（5）、9（7）、9（9）。⑥社会功能（SF）：测量生理和心理问题对社会活动的数量和质量所造成的影响，用于评价健康对社会活动的效应，包括条目 6、10。⑦情感职能（RE）：测量由于情感问题所造成的职能限制，包括条目 5。⑧精神健康（MH）：测量四类精神健康项目，包括激励、压抑、行为或情感失控、心理主观感受，包括条目 9（2）、9（3）、9（4）、

9（6）、9（8）。⑨健康变化（HT）：用于评价过去一年内健康状况的总体变化情况，包括条目2（此条目为自我报告的健康变化，不参与量表得分的计算）。

条目计分的正向化处理：有些条目的原始计分越高，反而健康状况越差，需做正向化处理，如条目1：原始计分1分表示总体健康状况非常好，5分表示总体健康状况差，在评分时，转化后原始计分应为：6分减去转化前原始计分。

原始计分需转化成标准计分（百分制），转化公式为：

标准计分 =（原始计分 – 该条目最低分值）×100 ÷（该条目最高分值 – 该条目最低分值）

表 2-6 健康调查量表 36（SF-36）

指导语： 这项调查希望了解您对自己健康状况的评价，记录您的自我感觉和日常生活的情况。请按照说明回答每个问题。如果您对问题不能做出肯定的回答，请按照您的理解选择最合适的回答。

1. 总体来讲，您的健康状况是 ①非常好　②很好　③好　④一般　⑤差
2. 跟 1 年以前比您觉得自己的健康状况是 ①比 1 年前好多了　②比 1 年前好一些　③跟 1 年前差不多 ④比 1 年前差一些　⑤比 1 年前差多了
健康和日常活动
3. 以下这些问题都和日常活动有关。请想一想，您的健康状况是否限制了这些活动？如果有限制，程度如何？
（1）重体力活动，如跑步、举重等剧烈运动 ①限制很大　②有些限制　③毫无限制
（2）适度的活动，如移动一张桌子、扫地、打太极拳、做简单体操等 ①限制很大　②有些限制　③毫无限制
（3）手提日用品，如买菜、购物等 ①限制很大　②有些限制　③毫无限制
（4）上几层楼梯 ①限制很大　②有些限制　③毫无限制
（5）上一层楼梯 ①限制很大　②有些限制　③毫无限制

（6）弯腰、屈膝、下蹲
①限制很大　②有些限制　③毫无限制

（7）步行 1500 米以上的路程
①限制很大　②有些限制　③毫无限制

（8）步行 1000 米的路程
①限制很大　②有些限制　③毫无限制

（9）步行 100 米的路程
①限制很大　②有些限制　③毫无限制

（10）自己洗澡、穿衣
①限制很大　②有些限制　③毫无限制

4. 在过去 4 个星期里，您的工作和日常活动有无因为身体健康的原因而出现以下这些问题？

（1）减少了工作或其他活动时间
①是　②不是

（2）本来想要做的事情只能完成一部分
①是　②不是

（3）想要干的工作或活动种类受到限制
①是　②不是

（4）完成工作或其他活动困难增多（如需要额外的努力）
①是　②不是

5. 在过去 4 个星期里，您的工作和日常活动有无因为情绪的原因（如压抑或忧虑）而出现以下这些问题？

（1）减少了工作或活动时间
①是　②不是

（2）本来想要做的事情只能完成一部分
①是　②不是

（3）干事情不如平时仔细
①是　②不是

6. 在过去 4 个星期里，您的健康或情绪不好在多大程度上影响了您与家人、朋友、邻居或集体的正常社会交往？
①完全没有影响　②有一点影响　③中等影响　④影响很大　⑤影响非常大

续表

7. 在过去4个星期里，您有躯体疼痛吗?

①完全没有疼痛　　②有一点疼痛　　③中等疼痛

④有中度疼痛　　　⑤严重疼痛　　　⑥很严重疼痛

8. 在过去4个星期里，您的躯体疼痛影响了您的工作和做家务吗?

①完全没有影响　②有一点影响　③中等影响　④影响很大　⑤影响非常大

您的感觉

9. 以下这些问题是关于过去1个月里您自己的感觉，对每一条问题所说的事情，您的情况是什么样的?

（1）您觉得生活充实

①所有的时间　②大部分时间　③比较多时间

④一部分时间　⑤小部分时间　⑥没有这种感觉

（2）您是一个敏感的人

①所有的时间　②大部分时间　③比较多时间

④一部分时间　⑤小部分时间　⑥没有这种感觉

（3）您的情绪非常不好，什么事都不能使您高兴起来

①所有的时间　②大部分时间　③比较多时间

④一部分时间　⑤小部分时间　⑥没有这种感觉

（4）您的内心很平静

①所有的时间　②大部分时间　③比较多时间

④一部分时间　⑤小部分时间　⑥没有这种感觉

（5）您做事精力充沛

①所有的时间　②大部分时间　③比较多时间

④一部分时间　⑤小部分时间　⑥没有这种感觉

（6）您的情绪低落

①所有的时间　②大部分时间　③比较多时间

④一部分时间　⑤小部分时间　⑥没有这种感觉

（7）您觉得精疲力竭

①所有的时间　②大部分时间　③比较多时间

④一部分时间　⑤小部分时间　⑥没有这种感觉

（8）您是个快乐的人

①所有的时间　②大部分时间　③比较多时间

④一部分时间　⑤小部分时间　⑥没有这种感觉

续表

（9）您感觉厌烦 ①所有的时间　②大部分时间　③比较多时间 ④一部分时间　⑤小部分时间　⑥没有这种感觉
10. 不健康影响了您的社会活动（如走亲访友） ①所有的时间　②大部分时间　③比较多时间 ④一部分时间　⑤小部分时间　⑥没有这种感觉
总体健康情况
11. 请看下列每一条问题，哪一种答案最符合您的情况？
（1）我好像比别人容易生病 ①绝对正确　②大部分正确　③不能肯定　④大部分错误　⑤绝对错误
（2）我跟周围人一样健康 ①绝对正确　②大部分正确　③不能肯定　④大部分错误　⑤绝对错误
（3）我认为我的健康状况在变坏 ①绝对正确　②大部分正确　③不能肯定　④大部分错误　⑤绝对错误
（4）我的健康状况非常好 ①绝对正确　②大部分正确　③不能肯定　④大部分错误　⑤绝对错误

（三）使用方法及注意事项

（1）以自评方式完成测评：在告知指导语后，可由工作人员逐条询问受试者，根据口头回答代为填写；也可让受试者自己阅读和填写。

（2）注意量表的测评时间：该量表测评的健康感受的时间在量表中有提示，请注意提醒受试者测评的时间范围。

（3）注意标准计分的转化：计算总分时，需将原始计分转化为标准计分，公式为：标准计分 =（原始计分 – 该条目最低分值）× 100 ÷（该条目最高分值 – 该条目最低分值）。

二、诺丁汉健康量表

（一）量表简介

诺丁汉健康量表（Nottingham health profile，NHP）是由 J. Mc Ewen 于

1970 年在诺丁汉市创立的。诺丁汉健康量表设计的目的是将个人对卫生保健的需求及对健康保健的评价，作为人群健康的指标。目前该量表不仅用于评价一般人群，还大量用于特殊人群。从量表的内容看，评价的基础是正常人面对的问题。研究显示，该量表对大范围健康状况的敏感度高，信度与效度较好，可以应用于我国老年人卫生健康保健的测评。

（二）量表内容

该量表由健康问题和个人生活问题组成。第一部分健康问题包括 38 个条目，可以概括为 6 个维度：身体活动（physical activity，PA）、精力水平（energy level，EL）、疼痛（pain，P）、睡眠（sleep，S）、社会孤独感（social loneliness，SI）和情绪反应（emotional response，ER）。由受试者回答"是"或"否"（表 2-7）。第二部分个人生活问题可以概括为 7 个方面：工作、照料家庭、社会生活、家庭生活、性生活、兴趣爱好及度假。由受试者回答上述活动是否受影响（表 2-8）。第一部分中的 38 个条目按照配对比较的方法，分别被给予不同的权重，任一维度的可能得分为 0~100 分，100 分意味着所罗列的所有限制都出现，0 分意味着所罗列的所有限制都没有出现，但是这两个极端的维度得分值并不意味着完全健康或死亡。

表 2-7　健康问题

指导语：以下问题需要根据您最近的自身情况回答"是"或"否"。

维度	条目序号	评估内容	是或否	权重
身体活动（PA）	1	只能在室内走动		11.54
	2	弯腰困难		10.57
	3	根本不能走路		21.30
	4	上下楼梯很困难		10.79
	5	伸手拿东西很困难		9.30
	6	自己穿衣服很困难		12.61
	7	长时间站立很困难		11.20
	8	户外活动时需要帮助		12.69

续表

维度	条目序号	评估内容	是或否	权重
精力水平（EL）	9	整日感到疲倦		39.20
	10	做什么事都很费力		36.80
	11	很快就精疲力竭		24.00
疼痛（P）	12	晚上感到疼痛		12.91
	13	有难以忍受的疼痛		19.74
	14	改变体位时疼痛		9.99
	15	走路时感到疼痛		11.22
	16	站立时感到疼痛		8.96
	17	有持续性疼痛		20.86
	18	上下楼梯时疼痛		5.83
	19	坐着时感到疼痛		10.49
睡眠（S）	20	需要安眠药辅助睡眠		23.37
	21	早晨很早就醒来		12.57
	22	晚上大部分时间睡不着		26.26
	23	很长时间才能入睡		16.10
	24	晚上睡眠很差		21.70
社会孤独感（SI）	25	感到孤独		22.01
	26	很难与别人接触		19.36
	27	没有亲密的朋友		20.13
	28	感到自己对别人是一种负担		22.53
	29	很难与他人相处		15.97
情绪反应（ER）	30	有些事情使你精神崩溃		10.47
	31	没有什么事情使自己高兴		9.31
	32	感到很紧张		7.22
	33	日子过得很慢		7.08
	34	这些天容易发脾气		9.76
	35	感到自己不能控制情绪		13.99
	36	烦恼使自己晚上睡不着		13.95
	37	感到自己已经没有价值了		16.21
	38	醒来时感到压抑		12.01

表2-8 个人生活问题

指导语：您只需要回答下列问题"是"或"否"影响到您即可。

维度	条目序号	问题
工作	1	您的健康状况是否影响您的工作？（指有收入的工作）
照料家庭	2	您的健康状况是否影响您照料家庭？（如清洗、烹饪、修理等）
社会生活	3	您的健康状况是否影响您的社会生活？（如逛街、看朋友等）
家庭生活	4	您的健康状况是否影响您的家庭生活？（如与家庭成员的关系）
性生活	5	您的健康状况是否影响您的性生活？
兴趣爱好	6	您的健康状况是否影响您的兴趣与爱好？（如体育、艺术与工艺等）
度假	7	您的健康状况是否影响您度假？（如夏季与冬季假期、周末等）

（三）使用方法及注意事项

（1）以自评方式完成测评：在告知指导语后，可由工作人员逐条询问受试者，根据受试者回答填写；也可以由受试者自行填写。

（2）注意量表的测评时间：该量表测评的是最近的感受，请工作人员注意在询问时强调时间要求。

（3）注意量表的评分与应用：诺丁汉健康量表的设计者强调该量表健康问题的各维度的得分不能够相加从而得到一个总分，个人生活问题的7个问题没有权重。个人生活问题的应用与健康问题相比有较大的局限性，故大多数的研究只应用健康问题。

三、症状自评量表

（一）量表简介

90项症状清单（symptom checklist-90，SCL-90），又名症状自评量表（self-reporting inventory），由 L.R. Derogatis 于1975年编制，是当前使用最为广泛的

精神障碍和心理疾病的检查量表。症状自评量表是为了评定个体在感觉、情绪、思维、行为直至生活习惯、人际关系、饮食睡眠等方面的心理健康症状而设计的。研究显示，该量表经常使用于综合性医院中，常以其了解躯体疾病求助者的精神症状。

症状自评量表（SCL-90）的适用对象为 16 岁以上的人群。其不仅可以自我测查，也可以对他人（如其行为异常，有患精神或心理疾病的可能）进行核查。在我国老年人群中应用的各维度内部一致性 Cronbach's α 系数为 0.72~0.89，重测信度为 0.75~0.92。

（二）量表内容

症状自评量表（SCL-90）用于评定一星期内或现在的症状感受，包括 90 个条目，共 9 个分量表，即躯体化、强迫症状、人际关系敏感、抑郁、焦虑、敌对、恐怖、偏执和精神病性（表 2-9）。量表每个条目均采取 1~5 级评分，最终得分相加，分数越高，则患精神障碍或心理疾病的可能性越大，需要进行进一步的筛查。具体说明如下：①从无：自觉并无该项问题（症状）。②很轻：自觉有该问题，但发生得并不频繁、严重。③中等：自觉有该项症状，其严重程度为轻到中度。④偏重：自觉常有该项症状，其程度为中到严重。⑤严重：自觉该症状的频度和强度都十分严重。

量表说明：①躯体化：包括 1、4、12、27、40、42、48、49、52、53、56 和 58，共 12 项。该因子主要反映主观的身体不适感。②强迫症状：包括 3、9、10、28、38、45、46、51、55 和 65，共 10 项，反映临床上的强迫症状群。③人际关系敏感：包括 6、21、34、36、37、41、61、69 和 73，共 9 项。主要指某些个人不自在感和自卑感，尤其是在与其他人相比较时更突出。④抑郁：包括 5、14、15、20、22、26、29、30、31、32、54、71 和 79，共 13 项。反映与临床上抑郁症状群相联系的广泛的概念。⑤焦虑：包括 2、17、23、33、39、57、72、78、80 和 86，共 10 个项目。指在临床上明显与焦虑症状群相联系的精神症状及体验。⑥敌对：包括 11、24、63、67、74 和 81，共 6 项。主要从思维、情感及行为三方面来反映患者的敌对表现。⑦恐怖：包括 13、25、47、50、70、75 和 82，共 7 项。其与传统的恐怖状态或广场恐怖所反映的内容基本一致。⑧偏执：包括8、18、43、68、76和83，共6项。主要是指猜疑和关系妄想等。⑨精神病性：包括7、16、35、62、77、84、85、87、88和90，共10项。其中幻听、思维播散、被洞悉感等反映精神分裂样症状项目。⑩其他：包括19、44、59、60、64、66及89，共7项，未能归入上述因子，其主要反映睡眠及饮食情况。

表2-9 症状自评量表（SCL-90）

指导语： 以下表格中列出了您可能有的症状或问题，请仔细阅读每一条，然后根据您自己的实际情况（最近一个星期或现在），在相应的数字下面打"√"。

序号	问题	从无	很轻	中等	偏重	严重
1	头痛	1	2	3	4	5
2	神经过敏，心中不踏实	1	2	3	4	5
3	头脑中有不必要的想法或字句盘旋	1	2	3	4	5
4	头晕或晕倒	1	2	3	4	5
5	对异性的兴趣减退	1	2	3	4	5
6	对旁人责备求全	1	2	3	4	5
7	感到别人能控制您的思想	1	2	3	4	5
8	责怪别人制造麻烦	1	2	3	4	5
9	忘性大	1	2	3	4	5
10	担心自己的衣饰整齐及仪态的端正	1	2	3	4	5
11	容易烦恼和激动	1	2	3	4	5
12	胸痛	1	2	3	4	5
13	害怕空旷的场所或街道	1	2	3	4	5
14	感到自己的精力下降，活动减慢	1	2	3	4	5
15	想结束自己的生命	1	2	3	4	5
16	听到旁人听不到的声音	1	2	3	4	5
17	发抖	1	2	3	4	5
18	感到大多数人都不可信任	1	2	3	4	5
19	胃口不好	1	2	3	4	5
20	容易哭泣	1	2	3	4	5
21	同异性相处时感到害羞不自在	1	2	3	4	5

续表

序号	问题	从无	很轻	中等	偏重	严重
22	感到受骗，中了圈套或有人想抓住您	1	2	3	4	5
23	无缘无故地突然感到害怕	1	2	3	4	5
24	自己不能控制地大发脾气	1	2	3	4	5
25	怕单独出门	1	2	3	4	5
26	经常责怪自己	1	2	3	4	5
27	腰痛	1	2	3	4	5
28	感到难以完成任务	1	2	3	4	5
29	感到孤独	1	2	3	4	5
30	感到苦闷	1	2	3	4	5
31	过分担忧	1	2	3	4	5
32	对事物不感兴趣	1	2	3	4	5
33	感到害怕	1	2	3	4	5
34	您的感情容易受到伤害	1	2	3	4	5
35	别人能知道您的私下想法	1	2	3	4	5
36	感到别人不理解您、不同情您	1	2	3	4	5
37	感到人们对您不友好，不喜欢您	1	2	3	4	5
38	做事必须做得很慢以保证做得正确	1	2	3	4	5
39	心跳得很厉害	1	2	3	4	5
40	恶心或胃部不舒服	1	2	3	4	5
41	感到比不上他人	1	2	3	4	5
42	肌肉酸痛	1	2	3	4	5
43	感到有人在监视您、谈论您	1	2	3	4	5
44	难以入睡	1	2	3	4	5
45	做事必须反复检查	1	2	3	4	5
46	难以做出决定	1	2	3	4	5
47	怕乘电车、公共汽车、地铁或火车	1	2	3	4	5
48	呼吸有困难	1	2	3	4	5
49	一阵阵发冷或发热	1	2	3	4	5
50	因为感到害怕而避开某些东西、场合或活动	1	2	3	4	5

续表

序号	问题	从无	很轻	中等	偏重	严重
51	脑子变空了	1	2	3	4	5
52	身体发麻或刺痛	1	2	3	4	5
53	喉咙有梗塞感	1	2	3	4	5
54	感到前途没有希望	1	2	3	4	5
55	不能集中注意力	1	2	3	4	5
56	感到身体的某一部分软弱无力	1	2	3	4	5
57	感到紧张或容易紧张	1	2	3	4	5
58	感到手或脚发重	1	2	3	4	5
59	想到死亡的事	1	2	3	4	5
60	吃得太多	1	2	3	4	5
61	当别人看着您或谈论您时感到不自在	1	2	3	4	5
62	有一些不属于您自己的想法	1	2	3	4	5
63	有想打人或伤害他人的冲动	1	2	3	4	5
64	醒得太早	1	2	3	4	5
65	必须反复洗手、点数	1	2	3	4	5
66	睡得不稳、不深	1	2	3	4	5
67	有想摔坏或破坏东西的想法	1	2	3	4	5
68	有一些别人没有的想法	1	2	3	4	5
69	感到对别人神经过敏	1	2	3	4	5
70	在商店或电影院等人多的地方感到不自在	1	2	3	4	5
71	感到任何事情都很困难	1	2	3	4	5
72	一阵阵恐惧或惊恐	1	2	3	4	5
73	感到公共场合吃东西很不舒服	1	2	3	4	5
74	经常与人争论	1	2	3	4	5
75	单独一人时神经很紧张	1	2	3	4	5
76	别人对您的成绩没有做出恰当的评价	1	2	3	4	5
77	即使和别人在一起也感到孤单	1	2	3	4	5
78	感到坐立不安、心神不定	1	2	3	4	5

续表

序号	问题	从无	很轻	中等	偏重	严重
79	感到自己没有什么价值	1	2	3	4	5
80	感到熟悉的东西变成陌生或不像是真的	1	2	3	4	5
81	大叫或摔东西	1	2	3	4	5
82	害怕会在公共场合晕倒	1	2	3	4	5
83	感觉别人想占您的便宜	1	2	3	4	5
84	为一些有关性的想法而很苦恼	1	2	3	4	5
85	您认为应该因为自己的过错而受到惩罚	1	2	3	4	5
86	感到要很快把事情做完	1	2	3	4	5
87	感到自己的身体有严重问题	1	2	3	4	5
88	从未感到和其他人很亲近	1	2	3	4	5
89	感到自己有罪	1	2	3	4	5
90	感到自己脑子有毛病	1	2	3	4	5

（三）使用方法及注意事项

（1）以自评或他评的方式完成测评：不能进行自评的人群，可由他人根据日常行为进行测查。

（2）注意量表的测评时间：该量表测评的是最近一星期内或现在的感受。因此，在测评时，应强调评定的是"最近一星期内或现在"的情况。

（3）作为自评量表，这里的"轻、中、重"的具体含义应该由自评者自己去体会，不必做硬性规定。

四、疾病影响程度量表

（一）量表简介

疾病影响程度量表（sickness impact profile，SIP）由 Gilson BS 等于 1975年编制。该量表测量的内容较广泛，测量的基础是疾病可能对生活造成的多方面影响，因此可以广泛用于慢性疾病人群的研究。但缺点是条目太多，较为费时，可能会引起患者的反感。1981 年，作者进行量表的信效度检验，重测信度为 0.92，内部一致性为 0.94，仍有很高的信效度。

（二）量表内容

疾病影响程度量表（SIP）包括 136 个条目共 12 类 7 个维度（表 2-10），分别为睡眠及休息（sleep & rest）、饮食（eat）、工作（work）、操持家务（housework management）、娱乐和闲暇活动（recreation & pastime）、行走（ambulation）、灵活性（mobility）、躯体运动（body care movement）、社会交往（social interaction）、警觉行为（alertness behaviour）、情绪行为（emotional behaviour）和交流（communication）。其中躯体功能维度由行走、躯体运动、灵活性 3 类组成；社会心理维度由社会交往、警觉行为、情绪行为、交流 4 类组成；其余 5 类可独立评价相应的健康功能状态。每个条目备选答案为"是"或"否"，选择"是"说明该调查对象在此条目上得到功能损失分，"否"则不得分。功能损失分是根据每项功能损失的相对严重程度来估计的，每个条目赋予相应的分值。将所有条目的功能损失分累加则为整个量表的总分，即总体健康功能损失分。患者健康功能各维度条目之和除以该维度的满分，再乘以 100，转换为 0~100 间得分，得分越高，表示该维度健康功能障碍越严重。

表 2-10　疾病影响程度量表（SIP）

本量表的内容都是您生活中所经历的，由于您的健康状况，您的这些活动与往常相比发生了变化，请根据实际情况在对应的方格中打"√"选择是否。

序号	条目	是	否
I -SR 睡眠及休息			
1	几乎整天躺着休息		
2	几乎整天坐着		
3	昼夜大部分时间都在睡觉或打盹		
4	经常白天躺下休息几次		
5	经常似睡非睡地坐着		
6	睡眠不好，例如醒得早，夜间常醒，难以长时间睡着		
7	常在白天睡觉或打盹		

续表

序号	条目	是	否
Ⅱ–EB 情绪行为			
1	觉得自己很糟、无用，如认为自己是别人的负担		
2	我突然发笑或大叫		
3	在疼痛不适时，常呻吟或悲叹		
4	我曾想过自杀		
5	行动紧张、不安		
6	经常抓住或摩擦身体不适处		
7	急躁，对自己感到不耐烦，责备自己		
8	对未来不抱希望		
9	会突然感到惊慌		
Ⅲ–BCM 躯体运动			
1	即使有人帮助，行动也困难，如上下车，洗澡		
2	需抓住东西，靠人帮助才能上下床或椅子		
3	只能站立较短的时间		
4	自己不能保持平衡		
5	手或手指活动受限		
6	只有靠人帮助，才能站起来		
7	只有抓住他物才能跪下、弯腰		
8	一直处于限制性体位		
9	身体移动不方便		
10	上下床或椅子要抓住东西，如拐杖		
11	大部分时间躺着		
12	经常改变体位		
13	需抓住东西才能在床上移动		
14	洗澡需要一点帮助		
15	完全不能洗澡，要别人帮着洗		
16	在别人帮助下，可以使用便盆大小便		
17	穿鞋袜有困难		
18	小便不能控制		

续表

序号	条目	是	否
19	自己不能扣好衣服		
20	穿脱衣服要花很长时间		
21	大便不能控制		
22	自己可以穿衣，但很慢		
23	只能靠别人帮助才能穿衣服		
Ⅳ-HM 操持家务			
1	只能短时间地做些家务活，歇会儿再做		
2	与以往相比，家务事做得少多了		
3	不做以往做的任何家务了		
4	过去我常修修补补，现在不做了		
5	过去常去商店买东西，现在不去了		
6	过去常清扫房间，现在一点也不干了		
7	动手的活做起来困难，如修补		
8	过去常自己洗衣服，现在不干了		
9	家里的重活不能做		
10	家庭收支事务不能管了，如存款量、生活支出		
Ⅴ-M 灵活性			
1	仅能在一栋房子里活动		
2	只能待在室内		
3	待在床上的时间较以前多		
4	大部分时间待在床上		
5	现已不能挤乘公共汽车		
6	大部分时间待在家里		
7	只能到附近有休息室的地方去		
8	不能去闹区		
9	在外面只能待一会就得回家		
10	在黑暗的地方走路要有人扶着		
Ⅵ-SI 社会交往			
1	很少出去走亲访友		

续表

序号	条目	是	否
2	根本不外出走亲访友		
3	对别人的事情不感兴趣，也不愿意帮忙		
4	常对周围的人发脾气，吼他们，回答尖刻		
5	很少对周围的人表示慈爱		
6	很少参加集体社交活动		
7	缩短了走亲访友的时间		
8	回避别人社交性的拜访		
9	性功能减弱了		
10	关注自己的健康变化		
11	很少与周围的人交谈		
12	对别人要求很多，让别人为自己做事，并指使他们怎么做		
13	大部分时间一个人待着		
14	与家人不能和睦相处		
15	常对家人发怒，打骂他们		
16	尽可能地和家人少待在一起		
17	很少关心孩子们的事		
18	不理睬家里其他人		
19	过去常关心家里和孩子们的事，现在不了		
20	不像往常那样与家人开玩笑了		
Ⅶ-A 行走			
1	现在走路比以往短了，常要停下歇歇		
2	不能上下山坡		
3	上下楼梯需要拐杖，扶住栏杆		
4	要人扶着才能上下楼梯		
5	坐着轮椅才能四处活动		
6	一点也不能走了		
7	走路摇晃，跛行，容易跌倒		
8	走路只能靠别人扶着		
9	上下楼梯比以前更慢，常停下		

续表

序号	条目	是	否
10	完全不能上下楼梯		
11	只能拄着拐杖，扶着墙或家具才能走动		
12	比以前走得更慢了		
Ⅷ-AB 警觉行为			
1	做事没有头绪，同时开始几件事情		
2	比以前更容易出现些小事故，如走路摔倒，撞上某物，打掉东西		
3	对他人的言行反应迟钝		
4	做事有始无终		
5	难以思考和解决问题，如定计划、作决定、学习新东西		
6	有时糊涂，搞不清楚时间、方向、自己在哪、周围有什么人		
7	很健忘，如东西放在哪，门有没有锁等		
8	不能长时间集中注意力		
9	比平常犯更多的错		
10	难以从事要思考和集中注意力的活动		
Ⅸ-C 交流			
1	书写困难		
2	多半用手势与别人交流		
3	说话只有几个非常理解我的人才能理解		
4	说话常常不能控制音量		
5	除了签名，已经不能书写		
6	离别人很近或看着别人，才能谈话		
7	说话有困难，如哽住、口吃、颤抖、吐词不清		
8	别人难以理解我的意思		
9	紧张时，说话就不清楚		
※ 除了家务，您还上班或做其他工作吗？（若您还上班工作，请进入Ⅹ，即W，并回答后续问题。若您不上班，请进入Ⅺ，即RP，并继续后续问题。）			
若您不上班，是离、退休吗？			
与健康状况有关吗？			

序号	条目	是	否
X –W 工作			
1	我不干任何工作（如果是，不必回答下面 8 个问题，从 XI –RP 开始作答）		
2	仅在家里做部分工作		
3	完成的工作任务没有以前多了		
4	常对同事发脾气，吼他们，回答问题很尖刻		
5	我工作的时间缩短了		
6	我仅能干一会儿，常常休息		
7	只能做些轻松的活		
8	能干往常工作，但有些变化，如是否用不同工具 / 与他人换工作		
9	我的工作不像以前那样细心、精确		
XI –RP 娱乐和闲暇活动			
1	业余爱好或娱乐的时间缩短了		
2	外出参加娱乐活动的次数减少了		
3	非活动性消遣（如看书、看电视、打牌）的时间减少了		
4	非活动性消遣（如看书、看电视、打牌）我都不玩了		
5	现在更多地从事非活动性消遣，代替了往常的活动性娱乐		
6	我参加集体活动的时间较以前少了		
7	往常的躯体活动（如打球等）减少了		
8	我不再从事往常的躯体活动了		
XII –E 饮食			
1	吃得比以前少了		
2	我自己能吃饭，但必须是专门为我做的，或用特别的餐具		
3	需要吃特别的膳食，如软饭、低盐、低脂肪、低糖或平衡膳食		
4	我仅能吃一些流质食物如牛奶、豆浆等		
5	吃东西挑剔，或只是一点一点地吃一些		
6	现在很少喝饮料（如茶水、啤酒、果汁等）		

续表

序号	条目	是	否
7	吃饭时需要别人帮助（如准备好、加饭等）		
8	吃饭时要别人喂		
9	什么都不能吃，只能靠胃管或输液供给营养		

（三）使用方法及注意事项

（1）因为 SIP 量表关注功能变化对患者具体行为的影响，所以填写问卷时，注意提醒填表人，调查的功能变化肯定是由健康原因引起的，则应该回答"是"，否则应回答"否"。

（2）在回答调查内容时，注意提醒填表人不得与任何人（包括家人）进行讨论。

（3）如果受试者已经退休、离休或不工作，则无须填写 W（即工作）一项，需注意提醒填表人。

五、世界卫生组织生活质量测定量表

（一）量表简介

世界卫生组织生活质量测定量表（WHOQOL-100）是世界卫生组织组织20 余个国家和地区共同研制的跨国家、跨文化并适用于一般人群的普适性量表。1991 年开始研制，经过几年的探索，条目从 236 条减少到 1995 年的 100 条，此即 WHOQOL-100。该量表结构严谨，内容覆盖面广，不仅具有比较好的信度、效度、反应度等心理测量学性质，且具有国际可比性，即在不同文化背景下测定的生存质量得分具有可比性。但此量表的缺点是内容冗长，增加了调查人员的工作量。因此，为方便操作还研制了 26 个条目的简表，即 WHOQOL-BREF。

在临床实践中，WHOQOL-BREF 能够帮助临床医师判断患者受疾病影响最严重的方面，决定治疗方法。WHOQOL-100 和 WHOQOL-BREF 的研制成功，对规范生活质量测评在中医药研究中的应用、科学评价中医药的疗效也有重要意义；此外，在社会服务和社会服务效果的监测中也能发挥重要作用。

（二）量表内容

WHOQOL-100 量表覆盖了生存质量的 6 个领域，包括生理健康（PHYS）、心理状态（PSYCH）、独立能力（IND）、社会关系（SOCIL）、周围环境（ENVIR）和精神支柱/宗教/个人信仰（DOM6）（表 2-11）。调查问题可分为 24 个小方面（表 2-12），每个小方面由 4 个条目构成，分别从强度、频度、能力、评价四方面反映同一特质。另外，还包括 4 个有关总体健康状况和生存质量的问题。量表测定患者近 2 周的生活状况，总共 100 题，共计 100 分。各个领域和方面的得分均为正向得分，即分值越高，表示生存质量越好。

WHOQOL-BREF 量表由 2 个独立分析的条目及生理领域、心理领域、社会关系领域、环境领域 4 个维度构成，共计 26 个条目（表 2-13）。各领域得分按正向计分（得分越高，生存质量越好）。各领域得分通过计算其所属条目的平均得分再乘以 4 得到，结果与 WHOQOL-100 的得分具有可比性。

表 2-11　世界卫生组织生活质量测定量表（WHOQOL-100）

指导语：这份问卷是要了解您对自己的生存质量、健康情况以及日常活动的感觉如何，请您一定要回答所有问题。如果某个问题您不能肯定如何回答，就选择最接近您自己真实感觉的那个答案。注意所有问题都只是您最近两星期内的情况。请根据您对健康状况担心的程度在最适合的数字处打"√"。

序号	评估条目	评估选项与评分标准（分）				
		1	2	3	4	5
1	F1.2 您对自己的疼痛或不舒服担心吗？	根本不担心	很少担心	担心（一般）	比较担心	极担心
2	F1.3 您在对付疼痛或不舒服时有困难吗？	根本没困难	很少有困难	担心（一般）	比较困难	极困难
3	F1.4 您觉得疼痛妨碍您去做自己需要做的事情吗？	根本不妨碍	很少妨碍	有妨碍（一般）	比较妨碍	极妨碍
4	F2.2 您容易累吗？	根本不容易累	很少容易累	容易累（一般）	比较容易累	极容易累
5	F2.4 疲乏使您烦恼吗？	根本不烦恼	很少烦恼	烦恼（一般）	比较烦恼	极烦恼

续表

序号	评估条目	评估选项与评分标准（分）				
		1	2	3	4	5
6	F3.2 您睡眠有困难吗？	根本没困难	很少有困难	有困难（一般）	比较困难	极困难
7	F3.4 睡眠问题使您担心吗？	根本不担心	很少担心	担心（一般）	比较担心	极担心
8	F4.1 您觉得生活有乐趣吗？	根本没乐趣	很少有乐趣	有乐趣（一般）	比较有乐趣	极有乐趣
9	F4.3 您觉得未来会好吗？	根本不会好	很少会好	会好（一般）	会比较好	会极好
10	F4.4 在您生活中有好的体验吗？	根本没有	很少有	有（一般）	比较多	极多
11	F5.3 您能集中注意力吗？	根本不能	很少能	能（一般）	比较能	极能
12	F6.1 您怎样评价自己？	根本没价值	很少有价值	有价值（一般）	比较有价值	极有价值
13	F6.2 您对自己有信心吗？	根本没信心	很少有信心	有信心（一般）	比较有信心	极有信心
14	F7.2 您的外貌使您感到压抑吗？	根本没压抑	很少有压抑	有压抑（一般）	比较压抑	极压抑
15	F7.3 您外貌上有无使您感到不自在的部分？	根本没有	很少有	有（一般）	比较多	极多
16	F8.2 您感到忧虑吗？	根本没忧虑	很少有忧虑	有忧虑（一般）	比较忧虑	极忧虑
17	F8.3 悲伤或忧郁等感觉对您每天的活动有妨碍吗？	根本没妨碍	很少有妨碍	有妨碍（一般）	比较妨碍	极妨碍
18	F8.4 忧郁的感觉使您烦恼吗？	根本不烦恼	很少烦恼	烦恼（一般）	比较烦恼	极烦恼
19	F10.2 您从事日常活动时有困难吗？	根本没困难	很少有困难	有困难（一般）	比较困难	极困难
20	F10.4 日常活动受限制使您烦恼吗？	根本不烦恼	很少烦恼	烦恼（一般）	比较烦恼	极烦恼

续表

序号	评估条目	评估选项与评分标准（分）				
		1	2	3	4	5
21	F11.2 您需要依靠药物的帮助进行日常生活吗？	根本不需要	很少需要	需要（一般）	比较需要	极需要
22	F11.3 您需要依靠医疗的帮助进行日常生活吗？	根本不需要	很少需要	需要（一般）	比较需要	极需要
23	F11.4 您的生存质量依赖于药物或医疗辅助吗？	根本不依赖	很少依赖	依赖（一般）	比较依赖	极依赖
24	F13.1 生活中，您觉得孤独吗？	根本不孤独	很少孤独	孤独（一般）	比较孤独	极孤独
25	F15.2 您性方面的需求得到满足吗？	根本不满足	很少满足	满足（一般）	多数满足	完全满足
26	F15.4 您有性生活困难的烦恼吗？	根本没烦恼	很少有烦恼	有烦恼（一般）	比较烦恼	极烦恼
27	F16.1 日常生活中您感觉安全吗？	根本不安全	很少安全	安全（一般）	比较安全	极安全
28	F16.2 您觉得自己居住在一个安全和有保障的环境里吗？	根本没安全保障	很少有安全保障	有安全保障（一般）	比较有安全保障	极有安全保障
29	F16.3 您担心自己的安全和保障吗？	根本不担心	很少担心	担心（一般）	比较担心	极担心
30	F17.1 您住的地方舒适吗？	根本不舒适	很少舒适	舒适（一般）	比较舒适	极舒适
31	F17.4 您喜欢自己住的地方吗？	根本不喜欢	很少喜欢	喜欢（一般）	比较喜欢	极喜欢
32	F18.2 您有经济困难吗？	根本不困难	很少困难	困难（一般）	比较困难	极困难
33	F18.4 您为钱财担心吗？	根本不担心	很少担心	担心（一般）	比较担心	极担心
34	F19.1 您容易得到好的医疗服务吗？	根本不容易得到	很少容易得到	容易得到（一般）	比较容易得到	极容易得到

续表

序号	评估条目	评估选项与评分标准（分）				
		1	2	3	4	5
35	F21.3 您空闲时间享受到乐趣吗？	根本没乐趣	很少有乐趣	有乐趣（一般）	比较有乐趣	极有乐趣
36	F22.1 您的生活环境对健康好吗？	根本不好	很少好	好（一般）	比较好	极好
37	F22.2 居住地的噪声问题使您担心吗？	根本不担心	很少担心	担心（一般）	比较担心	极担心
38	F23.2 您有交通上的困难吗？	根本没困难	很少有困难	有困难（一般）	比较困难	极困难
39	F23.4 交通上的困难限制您的生活吗？	根本没限制	很少有限制	有限制（一般）	比较限制	极限制
40	F2.1 您有充沛的精力去应付日常生活吗？	根本没精力	很少有精力	有精力（一般）	多数有精力	完全有精力
41	F7.1 您认为自己的外形过得去吗？	根本过不去	很少过得去	过得去（一般）	多数过得去	完全过得去
42	F10.1 您能做自己日常生活的事情吗？	根本不能	很少能	能（一般）	多数能	完全能
43	F11.1 您依赖药物吗？	根本不依赖	很少依赖	依赖（一般）	多数依赖	完全依赖
44	F14.1 您能从他人那里得到您所需要的支持吗？	根本不能	很少能	能（一般）	多数能	完全能
45	F14.2 当需要时您的朋友能依靠吗？	根本不能依靠	很少能依靠	能依靠（一般）	多数能依靠	完全能依靠
46	F17.2 您住所的质量符合您的需要吗？	根本不符合	很少符合	符合（一般）	多数符合	完全符合
47	F18.1 您的钱够用吗？	根本不够用	很少够用	够用（一般）	多数够用	完全够用
48	F20.1 在日常生活中您需要的信息都齐备吗？	根本不齐备	很少齐备	齐备（一般）	多数齐备	完全齐备
49	F20.2 您有机会得到自己所需要的信息吗？	根本没机会	很少有机会	有机会（一般）	多数有机会	完全有机会

续表

序号	评估条目	评估选项与评分标准（分）				
		1	2	3	4	5
50	F21.1 您有机会进行休闲活动吗？	根本没机会	很少有机会	有机会（一般）	多数有机会	完全有机会
51	F21.2 您能自我放松和自找乐趣吗？	根本不能	很少能	能（一般）	多数能	完全能
52	F23.1 您有充分的交通工具吗？	根本没有	很少有	有（一般）	多数有	完全有
53	G2 您对自己的生存质量满意吗？	很不满意	不满意	既非满意也非不满意	满意	很满意
54	G3 总的来讲，您对自己的生活满意吗？	很不满意	不满意	既非满意也非不满意	满意	很满意
55	G4 您对自己的健康状况满意吗？	很不满意	不满意	既非满意也非不满意	满意	很满意
56	F2.3 您对自己的精力满意吗？	很不满意	不满意	既非满意也非不满意	满意	很满意
57	F3.3 您对自己的睡眠情况满意吗？	很不满意	不满意	既非满意也非不满意	满意	很满意
58	F5.2 您对自己学习新事物的能力满意吗？	很不满意	不满意	既非满意也非不满意	满意	很满意
59	F5.4 您对自己作决定的能力满意吗？	很不满意	不满意	既非满意也非不满意	满意	很满意
60	F6.3 您对自己满意吗？	很不满意	不满意	既非满意也非不满意	满意	很满意

续表

序号	评估条目	评估选项与评分标准（分）				
		1	2	3	4	5
61	F6.4 您对自己的能力满意吗？	很不满意	不满意	既非满意也非不满意	满意	很满意
62	F7.4 您对自己的外形满意吗？	很不满意	不满意	既非满意也非不满意	满意	很满意
63	F10.3 您对自己做日常生活事情的能力满意吗？	很不满意	不满意	既非满意也非不满意	满意	很满意
64	F13.3 您对自己的人际关系满意吗？	很不满意	不满意	既非满意也非不满意	满意	很满意
65	F15.3 您对自己的性生活满意吗？	很不满意	不满意	既非满意也非不满意	满意	很满意
66	F14.3 您对自己从家庭得到的支持满意吗？	很不满意	不满意	既非满意也非不满意	满意	很满意
67	F14.4 您对自己从朋友那里得到的支持满意吗？	很不满意	不满意	既非满意也非不满意	满意	很满意
68	F13.4 您对自己供养或支持他人的能力满意吗？	很不满意	不满意	既非满意也非不满意	满意	很满意
69	F16.4 您对自己的人身安全和保障满意吗？	很不满意	不满意	既非满意也非不满意	满意	很满意
70	F17.3 您对自己居住地的条件满意吗？	很不满意	不满意	既非满意也非不满意	满意	很满意

续表

序号	评估条目	评估选项与评分标准（分）				
		1	2	3	4	5
71	F18.3 您对自己的经济状况满意吗？	很不满意	不满意	既非满意也非不满意	满意	很满意
72	F19.3 您对得到卫生保健服务的方便程度满意吗？	很不满意	不满意	既非满意也非不满意	满意	很满意
73	F19.4 您对社会福利服务满意吗？	很不满意	不满意	既非满意也非不满意	满意	很满意
74	F20.3 您对自己学习新技能的机会满意吗？	很不满意	不满意	既非满意也非不满意	满意	很满意
75	F20.4 您对自己获得新信息的机会满意吗？	很不满意	不满意	既非满意也非不满意	满意	很满意
76	F21.4 您对自己使用空闲时间的方式满意吗？	很不满意	不满意	既非满意也非不满意	满意	很满意
77	F22.3 您对周围的自然环境（如污染、气候、噪声、景色等）满意吗？	很不满意	不满意	既非满意也非不满意	满意	很满意
78	F22.4 您对自己居住地的气候满意吗？	很不满意	不满意	既非满意也非不满意	满意	很满意
79	F23.3 您对自己的交通情况满意吗？	很不满意	不满意	既非满意也非不满意	满意	很满意
80	F13.2 您与家人的关系愉快吗？	很不愉快	不愉快	既非愉快也非不愉快	愉快	很愉快

续表

序号	评估条目	评估选项与评分标准（分）				
		1	2	3	4	5
81	G1 您怎样评价您的生存质量？	很差	差	不好也不差	好	很好
82	F15.1 您怎样评价您的性生活？	很差	差	不好也不差	好	很好
83	F3.1 您睡眠好吗？	很差	差	不好也不差	好	很好
84	F5.1 您怎样评价自己的记忆力？	很差	差	不好也不差	好	很好
85	F19.2 您怎样评价自己可以得到的社会服务的质量？	很差	差	不好也不差	好	很好
86	F1.1 您有疼痛吗？	没有疼痛	偶尔有疼痛	时有时无	经常有疼痛	总是有疼痛
87	F4.2 您通常有满足感吗？	没有满足感	偶尔有满足感	时有时无	经常有满足感	总是有满足感
88	F8.1 您有消极感受吗？（如情绪低落、绝望、焦虑、忧郁）	没有消极感	偶尔有消极感	时有时无	经常有消极感	总是有消极感
89	F12.1 您能工作吗？	根本不能	很少能	能（一般）	多数能	完全能
90	F12.2 您觉得您能完成自己的职责吗？	根本不能	很少能	能（一般）	多数能	完全能
91	F12.4 您对自己的工作能力满意吗？	很不满意	不满意	既非满意也非不满意	满意	很满意
92	F12.3 您如何评价自己的工作能力？	很差	差	不好也不差	好	很好
93	F9.1 您行动的能力如何？	很差	差	不好也不差	好	很好

续表

序号	评估条目	评估选项与评分标准（分）				
		1	2	3	4	5
94	F9.3 行动困难使您烦恼吗？	根本不烦恼	很少烦恼	烦恼（一般）	比较烦恼	极烦恼
95	F9.4 行动困难影响您的生活方式吗？	根本不影响	很少影响	影响（一般）	比较影响	极影响
96	F9.2 您对自己的行动能力满意吗？	很不满意	不满意	既非满意也非不满意	满意	很满意
97	F24.1 您的个人信仰增添您生活的意义吗？	根本没增添	很少有增添	有增添（一般）	有比较大增添	有极大增添
98	F24.2 您觉得自己的生活有意义吗？	根本没意义	很少有意义	有意义（一般）	比较有意义	极有意义
99	F24.3 您的个人信仰给您力量去对待困难吗？	根本没力量	很少有力量	有力量（一般）	有比较大力量	有极大力量
100	F24.4 您的个人信仰帮助您理解生活中的困难吗？	根本没帮助	很少有帮助	有帮助（一般）	有比较大帮助	有极大帮助
此外，还有三个问题：						
101	家庭摩擦影响您的生活吗？	根本不影响	很少影响	影响（一般）	有比较大影响	有极大影响
102	您的食欲怎么样？	很差	差	不好也不差	好	很好
103	如果让您综合以上各方面（生理健康、心理健康、社会关系和周围环境等方面）给自己的生存质量打一个总分，您打多少分？					
	（满分为100分）___分					

表 2-12 WHOQOL-100 量表的结构表

序号	评估领域	评估条目
一	生理健康领域 （PHYS）	1. 疼痛与不适（pain）
		2. 经历与疲倦（energy）
		3. 睡眠与休息（sleep）
二	心理状态领域 （PSYCH）	4. 积极感受（pfeel）
		5. 思想、学习、记忆与注意力（think）
		6. 自尊（esteem）
		7. 身材与相貌（body）
		8. 消极感受（neg）
三	独立能力领域 （IND）	9. 行动能力（mobility）
		10. 日常生活能力（active）
		11. 对药物及医疗手段的依赖性（medic）
		12. 工作能力（work）
四	社会关系领域 （SOCIL）	13. 个人关系（relation）
		14. 所需社会支持的满足程度（supp）
		15. 性生活（sex）
五	周围环境领域 （ENVIR）	16. 社会安全保障（safety）
		17. 住房环境（home）
		18. 经济来源（finance）
		19. 医疗服务与社会保障：获取途径与质量（service）
		20. 获取新信息、知识、技能的机会（information）
		21. 休闲娱乐活动的参与机会与参与程度（leisure）
		22. 环境条件（污染/噪声/交通/气候）（environment）
		23. 交通条件（traffic）
六	精神支柱/宗教/个人信仰领域（DOM6）	24. 精神支柱/宗教/个人信仰（spirit）

表 2-13　世界卫生组织生活质量测定量表简表（WHOQOL-BREF）

指导语：这份问卷是要了解您对自己的生活质量、健康状况以及日常活动的感觉如何，请您一定要回答所有问题。如果问题您不能确定如何回答，就选择最接近您自己真实感觉的那个答案。所有问题都请您按照自己的标准或者自己的感觉来回答。请根据两周来您的真实感受在最适合处打一个"√"。

序号	评估条目	评估选项与评分标准（分）				
		1	2	3	4	5
1	G1 您怎样评价您的生存质量？	很差	差	不好也不差	好	很好
2	G2 您对自己的生存质量满意吗？	很不满意	不满意	既非满意也非不满意	满意	很满意
下面的问题是关于两周来您经历某些事情的感觉						
3	F1.4 您觉得疼痛妨碍您去做自己需要做的事情吗？	根本不妨碍	很少妨碍	有妨碍（一般）	比较妨碍	极妨碍
4	F11.3 您需要依靠医疗的帮助进行日常生活吗？	根本不需要	很少需要	需要（一般）	比较需要	极需要
5	F4.1 您觉得生活有乐趣吗？	根本没乐趣	很少有乐趣	有乐趣（一般）	比较有乐趣	极有乐趣
6	F24.2 您觉得自己的生活有意义吗？	根本没意义	很少有意义	有意义（一般）	比较有意义	极有意义
7	F5.3 您能集中注意力吗？	根本不能	很少能	能（一般）	比较能	极能
8	F16.1 日常生活中您感觉安全吗？	根本不安全	很少安全	安全（一般）	比较安全	极安全
9	F22.1 您的生活环境对健康好吗？	根本不好	很少好	好（一般）	比较好	极好
下面的问题是关于两周来您做某些事情的能力						
10	F2.1 您有充沛的精力去应付日常生活吗？	根本没精力	很少有精力	有精力（一般）	多数有精力	完全有精力

续表

序号	评估条目	评估选项与评分标准（分）				
		1	2	3	4	5
11	F7.1 您认为自己的外形过得去吗?	根本过不去	很少过得去	过得去（一般）	多数过得去	完全过得去
12	F18.1 您的钱够用吗?	根本不够用	很少够用	够用（一般）	多数够用	完全够用
13	F20.1 在日常生活中您需要的信息都齐备吗?	根本不齐备	很少齐备	齐备（一般）	多数齐备	完全齐备
14	F21.1 您有机会进行休闲活动吗?	根本没机会	很少有机会	有机会（一般）	多数有机会	完全有机会
下面的问题是关于两周来您对自己日常生活各方面满意程度						
15	F9.1 您行动的能力如何?	很差	差	不好也不差	好	很好
16	F3.3 您对自己的睡眠情况满意吗?	很不满意	不满意	既非满意也非不满意	满意	很满意
17	F10.3 您对自己做日常生活事情的能力满意吗?	很不满意	不满意	既非满意也非不满意	满意	很满意
18	F12.4 您对自己的工作能力满意吗?	很不满意	不满意	既非满意也非不满意	满意	很满意
19	F6.3 您对自己满意吗?	很不满意	不满意	既非满意也非不满意	满意	很满意
20	F13.3 您对自己的人际关系满意吗?	很不满意	不满意	既非满意也非不满意	满意	很满意
21	F15.3 您对自己的性生活满意吗?	很不满意	不满意	既非满意也非不满意	满意	很满意

续表

序号	评估条目	评估选项与评分标准（分）				
		1	2	3	4	5
22	F14.4 您对自己从朋友那里得到的支持满意吗？	很不满意	不满意	既非满意也非不满意	满意	很满意
23	F17.3 您对自己居住地的条件满意吗？	很不满意	不满意	既非满意也非不满意	满意	很满意
24	F19.3 您对得到卫生保健服务的方便程度满意吗？	很不满意	不满意	既非满意也非不满意	满意	很满意
25	F23.3 您对自己的交通情况满意吗？	很不满意	不满意	既非满意也非不满意	满意	很满意
下面的问题是关于两周来您经历某些事情的频繁程度						
26	F8.1 您有消极感受吗？（如情绪低落、绝望、焦虑、忧郁）	没有消极感	偶尔有消极感	时有时无	经常有消极感	总是有消极感

（三）使用方法及注意事项

（1）以自评方式完成测评：在告知指导语后，可由工作人员逐句询问受试者，根据受试者的口头回答代为填写；也可让受试者自己阅读和填写。

（2）注意量表的测评时间：该量表测评的是最近两周的生活质量情况，但在实际工作中，根据工作不同阶段的特殊性，量表可以考察不同长度的时间段的生活质量。例如，评价一些慢性疾病像关节炎、腰酸背痛患者的生活质量，可调查近四周的情况。在接受化疗患者的生活质量评价中，主要根据所要达到的疗效或产生的不良反应考虑时间框架。

（3）关于数据缺失：由于问卷条目过多，容易出现数据缺失，当一份问卷中有20%的数据缺失时，该问卷作废。如果一个方面中有一个问题条目缺失，则以该方面中另外条目的平均分代替该缺失条目的得分；如果一个方面中有多于两个

（包含两个）条目缺失，那么就不再计算该方面的得分。对于生理、心理和社会关系领域，如果有一个方面的得分缺失，可以用其他方面得分平均值代替；对于环境领域，可以允许有两个方面的缺失，此时用其他方面得分的平均值代替缺失值。

第四节　疾病专用量表

随着经济社会的发展，人口老龄化已经成为不可逆转的全球性趋势。由于社会、家庭因素以及老年人各项生理功能的改变，老年人群中各种疾病的发病率相对较高。但是不同疾病的预后不同，对老年人生活质量的影响不同。因此，应该采用疾病专用生活质量评估工具对老年患病人群的生活质量进行综合评估，为老年护理服务提供更加可靠的参考依据。常见的疾病专用生活质量评估工具有癌症患者生活质量测定核心量表和脑卒中专用生活质量量表。

一、癌症患者生活质量测定核心量表

（一）量表简介

癌症患者生活质量测定核心量表（the european organization for research and treatment of cancer quality of life core questionnaire，EORTC-QLQ-C30）是欧洲癌症研究治疗组织（european organization for research and treatment，EORTC）系统的开发，用于癌症患者生命质量测定量表体系中的核心量表。该组织于1986年开始研制面向癌症患者的核心量表（共性量表），在此基础上增加不同癌症的特异性条目（模块）即构成不同病种的特异量表。于1999年推出第三版，含5个功能子量表（躯体、角色、认知、情绪和社会功能）、3个症状子量表（疲倦、疼痛、恶心呕吐）、1个总体健康状况子量表和几项单一条目构成。中文版量表由万崇华等汉化，根据我国的研究显示，该量表有较高的结构效度和良好信度，可以作为我国恶性肿瘤患者生命质量的测评工具。

（二）量表内容

癌症患者生活质量测定核心量表（EORTC-QLQ-C30）共30个条目，其中1~28项条目分为4个等级：从没有、有一点、较多至很多，计为1~4分；第29、30项条目为7个等级，根据其选项进行回答，计为1~7分（表2-14）。各领域得分（粗分 raw score，RS）的计算，将各个领域所包括的条目得分相加并除以所包含的条目数，即可得到该领域的粗分（表2-15）。

标准分的计算：为了使各领域得分能相互比较，进一步采用极差化方法进行线性变换，将粗分转化为在0~100内取值的标准化得分（standard score，SS）。此外，变换还有一个目的，即改变得分的方向。因为 EORTC-QLQ-C30 量表除条目29、30外均为逆向条目（取值越大，生命质量越差）。而计分规则明确规定：对功能领域和总体健康状况领域得分越高，说明功能状况和生命质量越好；对症状领域得分越高，表明症状或问题越多（生命质量越差）。因此，计算功能领域的标准分时还要改变方向。具体来说，分别按下式计算（式中R为各领域或条目的得分全距）：

功能领域：$SS=[1-(RS)-1/R] \times 100$

症状领域和总体健康状况领域：$SS=[(RS)/R] \times 100$

表2-14　癌症患者生活质量测定核心量表（EORTC-QLQ-C30）

指导语：这份问卷想了解您的健康状况，请仔细阅读下面每段话，在最能反映您情况的那个数字上打"√"。

条目	没有	有一点	较多	很多
1. 您从事一些费力的活动有困难吗，如提很重的购物袋或手提箱？	1	2	3	4
2. 长距离行走对您来说有困难吗？	1	2	3	4
3. 户外短距离行走对您来说有困难吗？	1	2	3	4
4. 您白天需要待在床上或椅子上吗？	1	2	3	4
5. 您在吃饭、穿衣、洗澡或上厕所时需要他人帮忙吗？	1	2	3	4

续表

条目	没有	有一点	较多	很多
在过去的一星期内：				
6. 您在工作和日常活动中是否受到限制？	1	2	3	4
7. 您在从事您的爱好或休闲活动时是否受到限制？	1	2	3	4
8. 您有气促吗？	1	2	3	4
9. 您有疼痛吗？	1	2	3	4
10. 您需要休息吗？	1	2	3	4
11. 您睡眠有困难吗？	1	2	3	4
12. 您觉得虚弱吗？	1	2	3	4
13. 您厌食（没有胃口）吗？	1	2	3	4
14. 您觉得恶心吗？	1	2	3	4
15. 您有呕吐吗？	1	2	3	4
16. 您有便秘吗？	1	2	3	4
在过去的一星期内：				
17. 您有腹泻吗？	1	2	3	4
18. 您觉得累吗？	1	2	3	4
19. 疼痛影响您的日常活动吗？	1	2	3	4
20. 您集中精力做事有困难吗，如读报纸或看电视？	1	2	3	4
21. 您觉得紧张吗？	1	2	3	4
22. 您觉得忧虑吗？	1	2	3	4
23. 您觉得脾气急躁吗？	1	2	3	4
24. 您觉得压抑（情绪低落）吗？	1	2	3	4
25. 您感到记忆困难吗？	1	2	3	4
26. 您的身体状况或治疗影响家庭生活吗？	1	2	3	4
27. 您的身体状况或治疗影响社交活动吗？	1	2	3	4
28. 您的身体状况或治疗使您陷入经济困难吗？	1	2	3	4

续表

条目			没有	有一点	较多	很多
对下列问题，请在 1~7 之间选出一个最适合您的数字打"√"。						

29. 您如何评价在过去一星期内您总的健康状况

1	2	3	4	5	6	7
非常差						非常好

30. 您如何评价在过去一星期内您总的生活质量

1	2	3	4	5	6	7
非常差						非常好

表 2-15 EORTC-QLQ-C30 子量表（粗分）计分方法

子量表	条目数	得分极差	计分方法（条目得分相加 / 条目数）
功能子量表（functional scales）			
躯体功能（physical functioning）	5	3	（Q1+Q2+Q3+Q4+Q5）/5
角色功能（role functioning）	2	3	（Q6+Q7）/2
情绪功能（emotional functioning）	4	3	（Q21+Q22+Q23+Q24）/4
认知功能（cognitive functioning）	2	3	（Q20+Q25）/2
社会功能（social functioning）	2	3	（Q26+Q27）/2
总健康状况子量表（global health）	2	6	（Q29+Q30）/2
症状子量表（symptom scales）			
疲倦（fatigue）	3	3	（Q10+Q12+Q18）/3
恶心与呕吐（nausea and vomiting）	2	3	（Q14+Q15）/2
疼痛（pain）	2	3	（Q9+Q19）/2
呼吸困难（dyspnea）	1	3	Q8
失眠（insomnia）	1	3	Q11
食欲丧失（appetite loss）	1	3	Q13
便秘（constipation）	1	3	Q16
腹泻（diarrhea）	1	3	Q17
经济困难（financial difficulties）	1	3	Q28

（三）使用方法及注意事项

（1）以自评方式完成测评：在告知指导语后，可让被试者自己填写，或由工作人员逐条念给被试者，根据被试者的口头回答代为填写。

（2）注意量表的测评时间：该量表测评时间为过去一星期，在测评时，应向被试者强调测评的时间范围为"过去一星期"。

（3）注意量表的计分方法：量表的粗分和标准分计算应该严格按照文中描述的方法进行。

二、脑卒中专用生活质量量表

（一）量表简介

脑卒中专用生活质量量表（stroke-specific quality of life scale，SS-QOL）是 Williams 等于 1999 年编制，专门用于测定脑卒中患者生存质量的自评量表。作为脑卒中生活质量测量工具，SS-QOL 针对性强、覆盖面广、敏感性强，并且具有较好的信度及效度。根据李军涛等在冀南地区对平均年龄为 62.7 岁的脑卒中患者的研究显示，该量表的内部一致性信度 Cronbach's α 系数大于 0.8，具有良好的信度，适用于我国脑卒中患者生存质量的评价。

（二）量表内容

脑卒中专用生活质量量表（SS-QOL）包括体能、家庭角色、语言、活动能力、心情、个性、自理能力、社会角色、思想、上肢功能、视力及工作能力 12 个维度，共 49 个条目（表 2-16）。采用等距等级条目形式，5 级评分制，计分为 1~5 分，得分越高，表明健康状况越好。

表 2-16 脑卒中专用生活质量量表（SS-QOL）

指导语：请回答您最近1~2周的感受，仔细阅读下列每句话，在符合您实际感受的选项数字上打"√"。

一、这些问题是关于脑卒中对您精力的影响（3项）					
您觉得最近1周以来	完全是这样	基本是这样	不能肯定	基本不是这样	完全不是这样
1. 大多数时间感到疲倦	1	2	3	4	5
2. 白天必须时常休息	1	2	3	4	5
3. 非常疲倦，不能从事想干的工作	1	2	3	4	5

二、这些问题是关于脑卒中对您在家庭中所担角色的影响（3项）					
您觉得最近2周以来	完全是这样	基本是这样	不能肯定	基本不是这样	完全不是这样
1. 不与家人一起进行消遣活动	1	2	3	4	5
2. 是家庭的负担	1	2	3	4	5
3. 身体状况影响家庭生活	1	2	3	4	5

三、这些问题是关于脑卒中对您语言的影响（5项）					
您觉得最近2周以来	完全困难（不能做）	有很大困难	中等困难	有一点困难	完全没有困难
1. 语言是否有困难？如停顿、口吃、吐字不清等	1	2	3	4	5
2. 是否由于说话不清，打电话存在困难？	1	2	3	4	5
3. 他人是否难以理解你的话语？	1	2	3	4	5
4. 是否常常难以找到恰当的词达意？	1	2	3	4	5
5. 是否得重复说才能让他人明白你的意思？	1=完全这样	2=基本这样	3=不能肯定	4=基本不是这样	5=完全不是这样

续表

四、这些问题是关于脑卒中对您活动能力的影响（6项）					
您觉得最近2周以来	完全困难（不能做）	有很大困难	中等困难	有一点困难	完全没有困难
1. 走路是否有困难？（如是，见问题4）	1	2	3	4	5
2. 俯身或者取物时是否会失去平衡？	1	2	3	4	5
3. 上楼梯是否困难？	1	2	3	4	5
4. 走路或者乘轮椅时，是否不得不时常休息？	1	2	3	4	5
5. 站立是否有困难？	1	2	3	4	5
6. 从椅子上起来是否有困难？	1	2	3	4	5
五、这些问题是关于脑卒中对您情绪的影响（5项）					
您觉得最近2周以来	完全是这样	基本是这样	不能肯定	基本不是这样	完全不是这样
1. 对前途失望	1	2	3	4	5
2. 对他人、对周围活动没兴趣	1	2	3	4	5
3. 不愿与他人交往	1	2	3	4	5
4. 对自己没有信心	1	2	3	4	5
5. 对食物没兴趣（厌食）	1	2	3	4	5
六、这些问题是关于脑卒中对您个性的影响（3项）					
您觉得最近1周以来	完全是这样	基本是这样	不能肯定	基本不是这样	完全不是这样
1. 爱发脾气	1	2	3	4	5
2. 对别人没耐心	1	2	3	4	5
3. 性格变了	1	2	3	4	5

七、这些问题是关于脑卒中对您自理能力的影响（5 项）					
您觉得最近 2 周以来	完全困难（不能做）	有很大困难	中等困难	有一点困难	完全没有困难
1. 吃饭是否有困难？	1	2	3	4	5
2. 做饭，如在切食品或者准备特殊食品时，是否有困难？	1	2	3	4	5
3. 穿衣，如在穿袜子、穿鞋、解衣扣或者拉拉锁时是否有困难？	1	2	3	4	5
4. 洗浴是否有困难？	1	2	3	4	5
5. 大小便是否有困难？	1	2	3	4	5

八、这些问题是关于脑卒中对您社会角色的影响（5 项）					
您觉得最近 2 周以来	完全是这样	基本是这样	不能肯定	基本不是这样	完全不是这样
1. 想出去，但常常不能出去	1	2	3	4	5
2. 想消遣娱乐，但是不能时间长	1	2	3	4	5
3. 想去见朋友，但是常常不能如愿去见	1	2	3	4	5
4. 性生活不如以前	1	2	3	4	5
5. 身体状况影响社交	1	2	3	4	5

九、这些问题是关于脑卒中对您思维的影响（3 项）					
您觉得最近 2 周以来	完全是这样	基本是这样	不能肯定	基本不是这样	完全不是这样
1. 思维很难集中	1	2	3	4	5
2. 记事困难	1	2	3	4	5
3. 把事情写下来才能记住	1	2	3	4	5

续表

十、这些问题是关于脑卒中对您上肢功能的影响（5 项）					
您觉得最近 2 周以来	完全困难（不能做）	有很大困难	中等困难	有一点困难	完全没有困难
1. 书写有困难吗？	1	2	3	4	5
2. 穿袜子有困难吗？	1	2	3	4	5
3. 解衣扣有困难吗？	1	2	3	4	5
4. 拉拉锁有困难吗？	1	2	3	4	5
5. 开启瓶盖有困难吗？	1	2	3	4	5

十一、这些问题是关于脑卒中对您视力的影响（3 项）					
您觉得最近 2 周以来	完全困难（不能做）	有很大困难	中等困难	有一点困难	完全没有困难
1. 是否因为看不清而难以有爱看的电视节目？	1	2	3	4	5
2. 因为视力不好而难以看清东西？	1	2	3	4	5
3. 从旁边过的东西难以看见吗？	1	2	3	4	5

十二、这些问题是关于脑卒中对您工作或劳动的影响（3 项）					
您觉得最近 2 周以来	完全困难（不能做）	有很大困难	中等困难	有一点困难	完全没有困难
1. 做户外日常的工作或劳动有困难吗？	1	2	3	4	5
2. 开始的工作或劳动完成有困难吗？	1	2	3	4	5
3. 以前的工作或劳动现在做有困难吗？	1	2	3	4	5

（三）使用方法及注意事项

（1）可以用自评或面试、访谈等方式完成测评：在告知指导语后，可让被试者自己填写，或根据面试或访谈结果等方式，由被试者的口头回答代为填写，一般填写时间为 10~15 分钟。

（2）注意量表的测评时间：该量表测评最近 1~2 周的情况（根据量表中提示选择时间），应向被试者强调测评的时间范围为"最近 1~2 周"。

（3）注意反应定势：由于各方面原因，回答 SS-QOL 时，被试者可能会出现 3 种反应定势（response set），而对同一维度下的问题又会产生多种反应定势，从而造成反应偏差。可通过问卷版式的编排及大样本人群的临床试验减少这种偏差，对其信度及灵敏度进一步检测。

第三章 老年躯体功能状态评估

第一节 日常生活活动能力评估

日常生活活动能力（activities of daily living，ADL）是指人们在家庭和社区中最基本的能力，是反映生存质量最基本的指标之一，也是老年人最基本的评定内容和主要的康复目标之一。老年人的日常生活活动能力受年龄、视力、运动功能、疾病因素、情绪因素等的影响，所以对老年人日常生活活动能力的评估应结合生理、心理和社会健康全面进行。要了解老年人群在日常生活活动能力方面存在的问题及原因，首先须进行日常生活活动能力的评定，选择一个适当的日常生活活动能力评定方法，可以客观、准确、全面地对患者进行评定，从而正确指导康复治疗及评价康复疗效，促进患者早日康复。日常生活活动能力的评估内容包括基本日常生活活动能力、工具性日常生活活动能力和综合性日常生活活动能力三个层次。

一、基本日常生活活动能力

基本日常生活活动能力（basic activities of daily living，BADL）是个人为维持基本生活所需要的自我照顾能力和最基本的自理能力，是老年人每天必需从事的日常生活活动的能力。基本日常生活活动能力包括照料自己衣食住行和个人卫生所进行的一系列活动，如果该活动能力下降，将会影响老年人基本生活需要的满足，从而影响老年人的生活质量。基本日常生活活动能力的评估不仅是评估老年人功能状态的指标，也是评估老年人是否需要补偿服务的指标。常用的基本日常生活活动能力评估工具包括 Barthel 指数、Katz 指数和 Kenny 自我照料指数。

（一）Barthel 指数

1. 量表简介

20 世纪 50 年代，Mahoney 和 Barthel 设计了当时称为 Maryland 残疾指数的量表，并应用于临床。1965 年正式称为 Barthel Index，并广泛用于评估日常生活活动能力。该量表简单，有很高的信度和效度，不仅能够用来评定患者治疗前后的功能状态，也可以预测治疗效果、住院时间和预后，是临床上应用最广泛、研究最多的一种日常生活活动能力的评定方法。

2. 量表内容

Barthel 指数对患者日常生活活动的功能状态进行测量，个体得分取决于对一系列独立行为的测量，总分范围为 0~100 分，包括进食、洗澡、穿衣、大便控制、小便控制、修饰、如厕、床椅转移、平地行走和上下楼梯 10 项内容（表 3-1），每个项目根据是否需要帮助及其帮助的程度分为 0、5、10、15 四个等级。其中洗澡、修饰两个项目分为 2 个等级（0、5 分）；进食、穿衣、控制大便、控制小便、如厕、上下楼梯六个项目分为 3 个等级（0、5、10 分）；床椅转移、平地行走两个项目分为 4 个等级（0、5、10、15 分），满分为 100 分。得分越高，独立性越好，依赖性越小。得分 ≥ 60 分表示有轻度功能障碍，能独立完成部分日常活动，需要一定帮助；59~41 分表示有中度功能障碍，需要极大的帮助才能完成日常生活活动；≤ 40 分表示有重度功能障碍，多数日常生活活动不能完成或需人照料。

表 3-1　Barthel 指数

指导语：以下是 Barthel 指数量表的 10 项内容。请责任护士询问患者 / 患者家属或观察患者后，根据患者实际情况填写相应得分。

序号	项目	填表说明	评分	得分
1	大便	指 1 周内情况； 偶尔 =1 周 1 次	0= 失禁或昏迷 5= 偶尔失禁（每周 <1 次） 10= 能自我控制	
2	小便	指 24~48 小时情况； "偶尔"指 <1 次 / 天，插尿管的患者能独立管理尿道也给 10 分	0= 失禁或昏迷或需要他人导尿 5= 偶尔失禁（每 24 小时 1 次） 10= 能自我控制	

续表

序号	项目	填表说明	评分	得分
3	修饰	指 24~48 小时情况；由看护者提供工具也给 5 分，如挤好牙膏，准备好水等	0= 需帮助 5= 自理（洗脸、梳头、刷牙、剃须）	
4	如厕	应能自己到厕所及离开，5 分指能做某些事情	0= 依赖别人 5= 需部分帮助 10= 自理（去和离开厕所、使用厕所、穿脱裤子）	
5	进食	能吃任何正常饮食（不仅是软食），食物可由其他人做或端来，5 分指别人夹好菜后自己吃	0= 较大或完全依赖别人 5= 需部分帮助（夹饭、盛饭） 10= 完全自理（能进食各种食物，但不包括取饭菜和做饭）	
6	转移	指从床到椅子然后回来；0 分 = 坐不稳，需 2 个人搀扶，5 分 =1 个强壮的人 /不熟练的人 /2 个人帮助，能站立	0= 完全依赖别人 5= 需大量帮助（1~2 人，身体帮助），能坐 10= 需少量帮助（言语或身体帮助） 15= 完全自理	
7	活动	指在院内、屋内活动，可以借助辅助工具；如果用轮椅，必须能拐弯或自行出门而不需帮助；10 分 =1 个未经培训的人帮助，包括监督或帮助	0= 不能步行 5= 能依靠轮椅独立行动 10= 需 1 人帮助步行（身体或语言帮助） 15= 独立步行（可用辅助器）	
8	穿衣	应能穿任何衣服；5 分 =需别人帮助系扣、拉链等，但患者能独立披上外套	0= 依赖他人 5= 需部分帮助 10= 自理（自己解开纽扣，关、开拉锁和穿鞋）	
9	上下楼梯	10 分 = 可独立借助辅助工具上下楼	0= 不能 5= 需帮助（身体、手杖或语言帮助） 10= 独立上下楼梯	

续表

序号	项目	填表说明	评分	得分
10	洗澡	5分＝必须能独立进出浴室，自己擦洗；淋浴不需要帮助或监督，独立完成	0＝依赖 5＝自理（无须帮助，能进出浴池并自己清洗）	

3. 使用方法及注意事项

（1）使用方法：日常生活活动能力评分在具体操作过程中，可结合实际情况选择直接观察法或间接评定法。①直接观察法：由评估者直接观察老年人完成各项活动的状况，这种方法结果可靠，但为体弱者检查时需分次进行，所需时间较多；另外，有些项目不方便直接观察，如排尿便和沐浴等。②间接评定法：向被评估者或其家属、朋友等了解情况，用来评估其功能状态，也称自述法。这种方法实施简单，但准确性不如直接观察法。

（2）注意避免主观判断的偏差：进行评估时，必须直接观察或向知情人询问，了解老年人的功能状态，避免主观判断。

（3）避免霍桑效应：进行评估时，应避免霍桑效应，即老年人在做某项活动时表现很出色，而掩盖了平时的状态，要进行全面真实的评价。

（二）Katz指数

1. 量表简介

1963年，Katz等发现患者功能障碍的发生常按一定的顺序，较复杂的功能先受影响，并根据功能复杂程度将ADL分为6个方面。Katz指数在临床中的应用较广泛，可用于骨科、神经科的门诊及住院患者，对成年人与儿童均适用。

2. 量表内容

Katz指数又称ADL指数，是根据人体功能发育学的规律制定，有六项评估内容，依次为洗澡、穿着、如厕、转移、大小便控制和进食（表3-2），将它们分为7个功能等级（A-G）。六项评定内容按照由难到易的顺序进行排列，不宜随意改变次序。Katz指数把ADL功能状态分为A-G七个功能等级，A级为完全自理，G级为完全依赖，从A级到G级独立程度依次下降。

A 级：全部六项活动均能独立完成；B 级：能独立完成六项活动中的任意五项，只有一项不能独立完成；C 级：只有洗澡和其他任意一项不能独立完成，其余四项活动均能独立完成；D 级：洗澡、穿着和其他任意一项不能独立完成，其余三项活动均能独立完成；E 级：洗澡、穿着、如厕和其他任意一项不能独立完成，其余两项活动均能独立完成；F 级：洗澡、穿着、如厕、转移和其他任意一项不能独立完成，其余一项可独立完成；G 级：所有六项活动均不能独立完成。

表 3-2　Katz-ADL

指导语：以下是 Katz-ADL 量表的 6 项内容。请责任护士询问患者 / 患者家属或直接观察患者后，根据患者实际情况，填写相应得分。

项目	评定		得分
	独立完成	依赖	
沐浴	1	0	
穿着	1	0	
如厕	1	0	
转移	1	0	
大小便控制	1	0	
进食	1	0	

3. 使用方法及注意事项

（1）注意避免主观判断的偏差：进行评估时，必须直接观察或向知情人询问，了解老年人的功能状态，避免主观判断。

（2）注意评估内容的顺序：评估时，六项评定内容按照由难到易的顺序进行排列，不宜随意改变次序。

二、工具性日常生活活动能力

工具性日常生活活动能力（instrumental activities of daily living，IADL）是指老年人在家中寓所内进行自我护理活动的能力，包括购物、家庭清洁和整理、使用电话、做饭、洗衣和旅游等，这一层次的功能提示老年人是否能独立生活并具备良好的日常生活活动能力。主要的评估工具包括社会功能活动问卷和 Lawton 工具性日常生活活动量表。

（一）社会功能活动问卷

1. 量表简介

社会功能活动问卷（FAQ）是 1969 年由 Lawton 等提出，是一种工具性日常生活活动量表。FAQ 是评定患者在家庭和社区的独立能力量表，其信度、效度已经过验证，近年来广泛用于脑卒中患者的随访研究。

2. 量表内容

该量表包括 10 条项目内容（表 3-3），每个项目按照独立程度分为 0、1、2、3 四等级，0 分表示正常或从未做过，但能做；1 分表示困难，但可以独立完成或从未做过；2 分表示需要帮助；3 分表示完全依赖他人，≤ 5 分为正常，> 5 分表示该患者在家庭和社区中不可能独立。

表 3-3 社会功能活动问卷（FAQ）

指导语： 以下是社会功能活动问卷（FAQ）量表的 10 项内容。请专业医务人员询问患者 / 患者家属或直接观察患者后，根据患者实际情况，在每个条目后面相应的选项上打"√"。

序号	条目	正常或从未做过，但能做（0 分）	困难但可单独完成或从未做（1 分）	需要帮助（2 分）	完全依赖他人（3 分）
1	每月平衡收支的能力，算账的能力				
2	工作能力				
3	能否到商店买衣服、杂货和家庭用品				
4	有无爱好，会不会下棋和打扑克				
5	会不会做简单的事，如点炉子、泡茶等				
6	会不会准备饭菜				

续表

序号	条目	正常或从未做过，但能做（0分）	困难但可单独完成或从未做（1分）	需要帮助（2分）	完全依赖他人（3分）
7	能否了解最近发生的事情（时事）				
8	能否参加讨论和了解电视、书或杂志的内容				
9	能否记住约会时间、家庭节日和吃药				
10	能否拜访邻居，自己乘公共汽车				
总分					

3. 使用方法及注意事项

（1）注意避免主观判断的偏差：进行评估时，必须直接观察或向知情人询问，了解老年人的功能状态，避免主观判断。

（2）避免霍桑效应：进行评估时，应避免霍桑效应，即老年人在做某项活动时，表现很出色而掩盖了平时的状态，要进行全面真实的评价。

（二）Lawton工具性日常生活活动量表

1. 量表简介

Lawton 工具性日常生活活动量表（Lawton-IADL）是 1969 年由 Lawton MP 编制而成，用于评估老年人工具性日常活动的独立性。该量表对老年人的功能状态评估至关重要，具有较好的信效度，已被翻译成日语、中文、西班牙语等多个版本。

2. 量表内容

Lawton IADL 量表由 7 个项目组成，包括做家务、做饭、打电话、服药、购物、理财和交通（表3-4），每个项目按照独立程度分为 0、1、2 三个等级，0 分表示完全不能自己做；1 分表示需要一些帮助；2 分表示无须帮助。总分

0~14 分，分值越高，提示被测试者功能性日常生活能力越高。

表 3-4　Lawton 工具性日常生活活动量表（Lawton-IADL）

指导语： 以下是 Lawton 工具性日常生活活动量表的内容。请责任护士询问患者后，根据患者实际情况，在每个条目后面填写相应的得分。

序号	生活能力	项目	得分
1	你能自己做饭吗	0：完全不能自己做 1：需要一些帮助 2：无须帮助	
2	你能自己做家务或勤杂工作吗	0：完全不能自己做 1：需要一些帮助 2：无须帮助	
3	你能自己服药吗	0：完全不能自己做 1：需要一些帮助 2：无须帮助	
4	你能走一段距离吗	0：完全不能自己做 1：需要一些帮助 2：无须帮助	
5	你能去购物吗	0：完全不能自己做 1：需要一些帮助 2：无须帮助	
6	你能自己理财吗	0：完全不能自己做 1：需要一些帮助 2：无须帮助	
7	你能打电话吗	0：完全不能自己做 1：需要一些帮助 2：无须帮助	
总分			

三、综合性日常生活活动能力

随着年龄的增长，老年人功能逐渐退化，慢性病患病率急剧增高，随之出现了包含身、心、精神、社会等多方面问题。老年人的日常生活活动能力决定了他们的生活自理能力、日常活动范围，直接影响着他们的精神文化生活，同时间接影响着老龄人群及其家庭的生活质量。科学有效的老年人日常生活活动能力评估工具，是科学确定老年人服务需求类型，明确照护服务内容的关键，是老人获取养老服务补贴资格的"敲门砖"，可尽早发现老年人的能力问题，便于更有针对性、更准确高效地为老年人群提供服务，尽早实施干预，延缓失能进程。常用的评估工具包括老年日常生活能力评估量表和功能独立性量表。

（一）老年日常生活能力评估量表

1. 量表简介

随着我国人口老龄化程度日趋严重，为了满足老年人养老服务的需求，编写组在参考美国、日本、澳大利亚、英国等国家及我国香港和台湾地区老年人能力评估工具的基础上编制了《老年人能力评估》行业标准，与内容简单、只关注老人行动能力的传统 ADL 评估量表不同，该标准从老年人的生理、心理及社会状态三方面进行综合评估，其结果不仅可以全面反映老年人的能力、生存质量，同时可作为规范老年人照护服务的标准与依据，从而合理客观地加强老年人自我照护能力，提高老年人的生活质量。

2. 量表内容

老年人能力评估是从老年人日常生活活动能力、精神状态、感知觉与沟通、社会参与四个方面对老年人能力进行综合评价和划分能力等级。能力评估不是疾病筛查，更不是疾病诊断，而是评估老人是否有独立生活和自我照护的能力（表 3-5）。按能力完好程度可将老年人能力分为能力完好、轻度失能、中度失能、重度失能四个等级。

表3-5 老年人日常生活能力评估量表

（1）基本信息

老人姓名_____ 评估编号_____ 评估日期：□□□□年□□月□□日

评估原因	1 第一次评估　　　　　　　　2 常规评估 3 状况变化后重新评估　　　　4 其他_____		
信息提供者		与老人的关系	
老人性别	1 男　2 女	出生日期	□□□□年 □□月□□日
身份证号		社保卡号	
本人电话		联系人姓名	联系人电话
民族	1 汉族　2 少数民族____	宗教信仰	0 无　1 有____
文化程度	1 文盲及半文盲　2 小学　3 初中　4 高中/技校/中专 5 大学本科及以上　6 不详		
职业	1 国家机关/党群组织/企业/事业单位负责人　2 专业技术人员 3 办事人员和有关人员　4 商业、服务业人员 5 农、林、牧、渔、水利业生产人员 6 生产、运输设备操作人员及有关人员　7 军人 8 不便分类的其他从业人员		
婚姻状况	1 未婚　2 已婚　3 丧偶　4 离婚　5 未说明的婚姻状况		
医疗费用支付方式	1 城镇职工基本医疗保险　2 城镇居民基本医疗保险 3 新型农村合作医疗　4 贫困救助　5 商业医疗保险 6 全公费　7 全自费　8 其他		
居住状况	1 独居　2 与配偶/伴侣居住　3 与子女居住　4 与父母居住 5 与兄弟姐妹居住　6 与其他亲属居住 7 与非亲属关系的人居住　8 养老机构		

续表

经济来源		1 退休金 / 养老金　2 子女补贴　3 亲友资助　4 其他补贴
疾病诊断	痴呆	0 无　1 轻度　2 中度　3 重度
	精神疾病	0 无　1 精神分裂症　2 双相情感障碍　3 偏执性精神障碍 4 分裂情感性障碍　5 癫痫所致精神障碍 6 精神发育迟滞伴发精神障碍
	其他	
近 30 天内意外事件	跌倒	0 无　1 发生过 1 次　2 发生过 2 次　3 发生过 3 次及以上
	走失	0 无　1 发生过 1 次　2 发生过 2 次　3 发生过 3 次及以上
	噎食	0 无　1 发生过 1 次　2 发生过 2 次　3 发生过 3 次及以上
	自杀	0 无　1 发生过 1 次　2 发生过 2 次　3 发生过 3 次及以上
	其他	

（2）日常生活活动

进食：指用餐具将食物由容器送到口中、咀嚼、吞咽等过程	□分	10 分，可独立进食（在合理的时间内独立进食准备好的食物）
		5 分，需部分帮助（进食过程中需要一定帮助，如协助把持餐具）
		0 分，需极大帮助或完全依赖他人，或有留置胃管
洗澡	□分	5 分，准备好洗澡水后，可自己独立完成洗澡过程
		0 分，在洗澡过程中需他人帮助
修饰：指洗脸、刷牙、梳头、刮脸等	□分	5 分，可自己独立完成
		0 分，需他人帮助
穿衣：指穿脱衣服、系扣、拉拉链、穿脱鞋袜、系鞋带	□分	10 分，可独立完成
		5 分，需部分帮助（能自己穿脱，但需他人帮助整理衣物、系扣 / 鞋带、拉拉链）
		0 分，需极大帮助或完全依赖他人

大便控制	□分	10分，可控制大便
		5分，偶尔失控（每周 <1 次），或需要他人提示
		0分，完全失控
小便控制	□分	10分，可控制小便
		5分，偶尔失控（每天 <1 次，但每周 > 1 次），或需要他人提示
		0分，完全失控，或留置导尿管
如厕：包括去厕所、解开衣裤、擦净、整理衣裤、冲水	□分	10分，可独立完成
		5分，需部分帮助（需他人搀扶去厕所、需他人帮忙冲水或整理衣裤等）
		0分，需极大帮助或完全依赖他人
床椅转移	□分	15分，可独立完成
		10分，需部分帮助（需他人搀扶或使用拐杖）
		5分，需极大帮助（较大程度上依赖他人搀扶和帮助）
		0分，完全依赖他人
平地行走	□分	15分，可独立在平地上行走 45 m
		10分，需部分帮助（因肢体残疾、平衡能力差、过度虚弱、视力等问题，在一定程度上需他人的搀扶或使用拐杖、助行器等辅助用具）
		5分，需极大帮助（因肢体残疾、平衡能力差、过度虚弱、视力等问题，在较大程度上依赖他人搀扶，或坐在轮椅上自行移动）
		0分，完全依赖他人
上下楼梯	□分	10分，可独立上下楼梯（连续上下 10~15 个台阶）
		5分，需部分帮助（需扶着楼梯、他人搀扶，或使用拐杖等）
		0分，需极大帮助或完全依赖他人

续表

日常生活活动总分	□分	分级：□级 0 能力完好：总分 100 分 1 轻度受损：总分 61~99 分 2 中度受损：总分 41~60 分 3 重度受损：总分 ≤ 40 分

（3）精神状态

认知功能	测验	我说三样东西，请重复 1 遍，并记住，一会儿会问您："苹果、手表、国旗" （1）画钟测验："请在这儿画 1 个圆形时钟，在时钟上标出 10 点 45 分" （2）回忆词语："现在请您告诉我，刚才我要您记住的三样东西是什么？" 答：_____、_____、_____（不必按顺序）
	□分	0 分，画钟正确（画出 1 个闭锁圆，指针位置准确），且能回忆出 2~3 个词 1 分，画钟错误（画的圆不闭锁，或指针位置不准确），或只回忆出 0~1 个词 2 分，已确诊为认知障碍，如老年痴呆
攻击行为	□分	0 分，无身体攻击行为（如打 / 踢 / 推 / 咬 / 抓 / 摔东西）和语言攻击行为（如骂人、语言威胁、尖叫） 1 分，每月有几次身体攻击行为，或每周有几次语言攻击行为 2 分，每周有几次身体攻击行为，或每日有语言攻击行为
抑郁症状	□分	0 分，无 1 分，情绪低落、不爱说话、不爱梳洗、不爱活动 2 分，有自杀念头或自杀行为
精神状态总分	□分	分级：□级 0 能力完好：总分为 0 分 1 轻度受损：总分为 1 分 2 中度受损：总分为 2~3 分 3 重度受损：总分为 4~6 分

（4）感知觉与沟通

意识水平	□分	0分，神志清醒，对周围环境警觉
		1分，嗜睡，表现为睡眠状态过度延长。当呼唤或推动患者的肢体时可唤醒，并能进行正确的交谈或执行指令，停止刺激后又继续入睡
		2分，昏睡，一般的外界刺激不能使其觉醒，给予较强烈的刺激时可有短时间的意识清醒，醒后可简短回答提问，当刺激减弱后又很快进入睡眠状态
		3分，昏迷，处于浅昏迷时对疼痛刺激有回避和痛苦表情；处于深昏迷时对刺激无反应（若评定为昏迷，直接评定为重度失能，可不进行以下项目的评估）
视力：若平日戴老花镜或近视镜，应在佩戴眼镜的情况下评估	□分	0分，能看清书报上的标准字体
		1分，能看清楚大字体，但看不清书报上的标准字体
		2分，视力有限，看不清报纸大标题，但能辨认物体
		3分，辨认物体有困难，但眼睛能跟随物体移动，只能看到光、颜色和形状
		4分，没有视力，眼睛不能跟随物体移动
听力：若平时佩戴助听器，应在佩戴助听器的情况下评估	□分	0分，可正常交谈，能听到电视、电话、门铃的声音
		1分，在轻声说话或说话距离超过2 m时听不清
		2分，正常交流有些困难，需在安静的环静或大声说话才能听到
		3分，讲话者大声说话或说话很慢，才能部分听见
		4分，完全听不见
沟通交流：包括非语言沟通	□分	0分，无困难，能与他人正常沟通和交流
		1分，能够表达自己的需要及理解别人的话，但需要增加时间或给予帮助
		2分，表达需要或理解有困难，需频繁重复或简化口头表达
		3分，不能表达需要或理解他人的话

分级：□级

0 能力完好：意识清醒，且视力和听力评为0或1，沟通评为0

1 轻度受损：意识清醒，但视力或听力中至少一项评为2，或沟通评为1

2 中度受损：意识清醒，但视力或听力中至少一项评为3，或沟通评为2；或嗜睡，视力或听力评定为3及以下，沟通评定为2及以下

3 重度受损：意识清醒或嗜睡，但视力或听力中至少一项评为4，或沟通评为3；或昏睡/昏迷

（5）社会参与

生活能力	□分	0分，除个人生活自理外（如饮食、洗漱、穿戴、二便），能料理家务（如做饭、洗衣）或当家管理事务
		1分，除个人生活自理外，能做家务，但欠好，家庭事务安排欠条理
		2分，个人生活能自理；只有在他人帮助下才能做些家务，但质量不好
		3分，个人基本生活事务能自理（如饮食、二便），在督促下可洗漱
		4分，个人基本生活事务（如饮食、二便）需要部分帮助或完全依赖他人帮助
工作能力	□分	0分，原来熟练的脑力工作或体力技巧性工作可照常进行
		1分，原来熟练的脑力工作或体力技巧性工作能力有所下降
		2分，原来熟练的脑力工作或体力技巧性工作明显不如以往，部分遗忘
		3分，对熟练工作只有一些片段保留，技能全部遗忘
		4分，对以往的知识或技能全部磨灭
时间/空间定向	□分	0分，时间观念（年、月、日、时）清楚；可单独出远门，能很快掌握新环境的方位
		1分，时间观念有些下降，年、月、日清楚，但有时相差几天；可单独来往于近街，知道现住地的名称和方位，但不知回家路线
		2分，时间观念较差，年、月、日不清楚，可知上半年或下半年；只能单独在家附近行动，对现住地只知名称，不知道方位
		3分，时间观念很差，年、月、日不清楚，可知上午或下午；只能在左邻右舍间串门，对现住地不知名称和方位
		4分，无时间观念；不能单独外出

续表

人物 定向	□分	0分，知道周围人们的关系，知道祖孙、叔伯、姑姨、侄子侄女等称谓的意义；可分辨陌生人的大致年龄和身份，可用适当称呼
		1分，只知家中亲密近亲的关系，不会分辨陌生人的大致年龄，不能称呼陌生人
		2分，只能称呼家中人，或只能照样称呼，不知其关系，不辨辈分
		3分，只认识常同住的亲人，可称呼子女或孙子女，可辨熟人和生人
		4分，只认识保护人，不辨熟人和生人
社会交 往能力	□分	0分，参与社会，在社会环境有一定的适应能力，待人接物恰当
		1分，能适应单纯环境，主动接触人，初见面时难让人发现智力问题，不能理解隐喻语
		2分，脱离社会，可被动接触，不会主动待人，谈话中很多不适词句，容易上当受骗
		3分，勉强可与人交往，谈吐内容不清楚，表情不恰当
		4分，难以与人接触
社会参 与总分	□分	分级：□级 0 能力完好：总分 0~2 分 1 轻度受损：总分 3~7 分 2 中度受损：总分 8~13 分 3 重度受损：总分 14~20 分

（6）年龄

年龄	等级
60~69 周岁	0
70~79 周岁	1
80~89 周岁	2
90 周岁以上	3

（7）老年人能力评估报告

综合日常生活活动、精神状态、感知觉与沟通、社会参与这4个一级指标的分级，并结合年龄因素，将老年人能力划分为0（能力完好）、1（轻度失能）、2（中度失能）、3（重度失能）4个等级，能力分级标准参见下表。

一级指标分级	日常生活活动：□		精神状态：□
	感知觉与沟通：□		社会参与：□
老年人能力等级标准	**0 能力完好** 日常生活活动、精神状态、感知觉与沟通分级均为0，社会参与的分级为0或1，年龄分级为0或1		
	1 轻度失能 日常生活活动分级为0，但精神状态、感知觉与沟通中至少一项分级为1或2，或社会参与的分级为2，年龄分级为0或1或2 或日常生活活动分级为1，精神状态、感知觉与沟通、社会参与中至少有一项的分级为0或1，年龄分级为0或1或2		
	2 中度失能 日常生活活动分级为1，但精神状态、感知觉与沟通、社会参与均为2，或有一项为3，年龄分级为0或1或2或日常生活活动分级为2，且精神状态、感知觉与沟通、社会参与中有1~2项的分级为1或2，年龄分级为0或1或2		
	3 重度失能 日常生活活动的分级为3 或日常生活活动、精神状态、感知觉与沟通、社会参与分级均为2，年龄分级为0或1或2 或日常生活活动分级为2，且精神状态、感知觉与沟通、社会参与中至少有一项分级为3，年龄分级为0或1或2 或年龄分级为3		
特殊情况说明	1 有认知症/痴呆、精神疾病者，在原有能力级别上提高一个等级 2 近30天内发生过2次及以上跌倒、噎食、自杀、走失者，在原有能力级别上提高一个等级 3 处于昏迷状态者，直接评定为重度失能		
老年人能力等级	0 能力完好　　1 轻度失能　　2 中度失能　　3 重度失能		
评估员签名_____、_____			日期____年____月____日
信息提供者签名_____			日期____年____月____日

3. 评估要求及注意事项

（1）评估环境：评估环境应清洁、安静、宽敞、光线明亮、空气清新、温度适宜，至少有 3 把椅子和 1 张诊桌、4~5 个台阶，以供评估使用。

（2）评估时间：在申请人提出申请的 30 日内完成评估。对评估结果有疑问者，在提出复评申请的 7 日内进行再次评定。

（3）评估提供方

1）评估机构应获得民政部门的资格认证或委托，负责委派或指定评估员对老年人进行评估。

2）评估员应为经过专门培训并获得资格认证的专业人员，受评估机构的委派对老年人进行评估。

（4）评估方法

1）评估员应佩戴资格证，在指定地点对老年人进行评估，每次评估应由两名评估员同时进行。

2）评估员通过询问被评估者或主要照顾者，按照"老年人能力评估表"进行逐项评估，并填写每个二级指标的评分。

3）评估员根据各个一级指标的分级标准，确定各一级指标的分级，填写在"老年人能力评估表"中。

4）评估双方对评估结果有疑问时，提交评估机构进行裁定。

（二）功能独立性量表

1. 量表内容

功能独立性量表（functional independence measure，FIM）是在美国物理医学与康复学会和美国康复医学会的合作支持下，由美国国家残疾和康复研究院于 1983 年制定的医学康复统一数据系统（uniform data system for medical rehabilitation，UDSMR）中的重要组成部分。FIM 量表最初是美国对住院患者进行功能分级进而确定医疗保险额度而使用的评测工具，它不仅是康复疗效评估及康复计划制订的重要依据，还具有其他的用途，如临床结局评估、康复治疗成本分析以及保险费用预测等，是国际上运用较多的一种功能评价量表。范晓华等的研究表明 FIM 在我国文化背景下的重测信度与构想效度高，可以推广使用。

2. 量表简介

功能独立性量表（FIM）包括运动和认知两方面的内容，可以敏感地度量患者的功能障碍，被广泛用于各种独立功能缺陷的患者，包括脑卒中及其他脑血管病、心肺疾病、癌症等。FIM 评估分为 7 级 6 类 18 项（表 3-6）。每项最高 7 分，最低 1 分，共计 126 分。包括自理能力、括约肌控制、转移、行走、交流和社会认知。FIM 的最高分为 126 分，其中包括运动功能评分 91 分，认知功能评分 35 分，最低分 18 分。126 分 = 完全独立；108~125 分 = 基本独立；90~107 分 = 有条件的独立或极轻度依赖；72~89 分 = 轻度依赖；54~71 分 = 中度依赖；36~53 分 = 重度依赖；19~35 分 = 极重度依赖；18 分 = 完全依赖。

表 3-6 功能独立性评定量表（FIM）

项目				评分等级（分）						
				1	2	3	4	5	6	7
运动功能	自理能力	1	进食							
		2	梳洗修饰							
		3	洗澡							
		4	穿裤子							
		5	穿上衣							
		6	如厕							
	括约肌控制	7	膀胱管理							
		8	直肠管理							
	转移	9	床、椅、轮椅间							
		10	如厕							
		11	盆浴或淋浴							
	行走	12	步行 / 轮椅							
		13	上下楼梯							
运动功能评分										

续表

项目				评分等级（分）						
				1	2	3	4	5	6	7
认知功能	交流	14	理解							
		15	表达							
	社会认知	16	社会交往							
		17	解决问题							
		18	记忆							
	认知功能评分									
FIM 总分										

3. 功能水平评判标准

（1）独立：活动中不需他人帮助。

1）完全独立（7分）：构成活动的所有作业均能规范、完全地完成，不需修改和辅助设备或用品，并在合理的时间内完成。

2）有条件的独立（6分）：具有下列一项或几项：活动中需要辅助设备，活动需要比正常长的时间，或需要安全方面的考虑。

（2）依赖：为了进行活动，患者需要另一个人予以监护或身体的接触性帮助，或者不进行活动。

1）有条件的依赖：患者付出50%或更多的努力，其所需的辅助水平如下：

①监护和准备（5分）：患者所需的帮助只限于备用、提示或劝告，帮助者和患者之间没有身体的接触或帮助者仅需要帮助准备必需用品；或帮助带上矫形器。

②少量身体接触的帮助（4分）：患者所需的帮助只限于轻轻接触，自己能付出75%或以上的努力。

③中度身体接触的帮助（3分）：患者需要中度的帮助，自己能付出50%~75%的努力。

2）完全依赖：患者需要一半以上的帮助或完全依赖他人，否则活动就不能进行。

①大量身体接触的帮助（2分）：患者付出的努力小于50%，但大于25%。

②完全依赖（1分）：患者付出的努力小于25%。

第二节　运动功能评估

脑卒中后大多数患者会遗留不同程度的功能障碍，其中运动功能障碍是最常见的功能障碍之一，严重影响患者的日常生活活动能力，阻碍康复训练的进程，给家庭和社会带来沉重的经济负担。因此，改善脑卒中患者运动功能障碍已成为脑卒中康复的中心任务。研究发现，早期康复评定与治疗可以改善患者的功能，提高其生活质量。量表是现代康复临床中最常用的功能评定手段之一，能够直观地展现患者的功能障碍、量化患者的功能障碍程度，有助于临床康复医师和治疗师了解患者的功能情况和障碍问题，有利于针对性的治疗方案决策和客观的治疗疗效评估，并做出患者康复预后的分析预测。

卒中患者运动功能评估量表

一、量表简介

卒中患者运动功能评估量表（motor assessment scale，MAS）由 Janet H. Carr 及其同事在 20 世纪 80 年代中期设计，以评估患者的身体综合运动能力和肌张力。胡昔权等曾证实了 MAS 评定法与 Fugl–Meyer 评价法有很高的相关性，是对 Fugl–Meyer 评价法很好的改进。郭铁成等研究表明，MAS 用于评定屈腕肌、屈肘肌和股四头肌具有良好的评定者间和评定者内信度（Kendall's tau–b > 0.6，P ≤ 0.001），符合率也较高（≥ 50%）。该量表的特点是评分比较细致，评定设备非常简便、操作简单、针对性强，在科研和临床实践中应用较广。

二、量表内容

MAS 将从仰卧位到健侧卧位、从仰卧位到床边坐、坐位平衡、从坐到站、步行、上肢功能、手部运动、手的精细动作和全身肌张力 9 项内容，用于定量评定脑卒中患者的运动功能，分数越高，运动功能越好（表 3–7）。9 项中全身肌张力不列入总分，只作参考；每项得分为 0~6 分，8 项总分为 48 分，分数越高，运动功能越好；＞33 分者为轻度运动障碍；17~32 分者为中度运动障碍；0~16 分者为重度运动障碍。

表 3-7　卒中患者运动功能评估量表（MAS）

项目	备注	评分	得分
1. 从仰卧位到健侧卧位			
（1）自己牵拉侧卧	起始位必须仰卧，不屈膝，患者自己用健侧手牵拉向健侧卧，用健腿帮助患腿移动	1	
（2）下肢主动横移且下半身随之移动	起始位同上，上肢留在后面	2	
（3）用健侧上肢将患侧上肢提过身体，下肢主动移动且身体随其移动	起始位同上	3	
（4）患侧上肢主动移动到对侧，身体其他部位随之运动	起始位同上	4	
（5）移动上下肢并翻身至侧位，但平衡差	起始位同上，肩前伸，上肢前屈	5	
（6）在 3 s 内翻身侧卧	起始位同上，不用手	6	
2. 从仰卧位到床边坐			
（1）侧卧，头侧抬起，但不坐起	帮助患者侧卧	1	
（2）从侧卧到床边坐	帮助患者移动，整个过程患者能控制头部姿势	2	
（3）从侧卧到床边坐	准备随时帮助将患者下肢移至床边	3	
（4）从侧卧到床边坐	不需要帮助	4	
（5）从仰卧到床边坐	不需要帮助	5	
（6）在 10 s 内从仰卧到床边坐	不需要帮助	6	
3. 坐位平衡			
（1）必须有支持才能坐	帮助患者坐起	1	
（2）无支持能坐 10 s	不用扶持，双膝和双足靠拢，双足可着地靠拢	2	

续表

项目	备注	评分	得分
（3）无支持能坐，体重能很好地前移，且分配均匀	体重在双髋处能很好地前移，头胸伸展，两侧均匀持重	3	
（4）无支持能坐，并能转动头和躯干向后看	双足着地支持，不让双腿外展或双足移动，双手放在大腿上，不要移动到椅座上	4	
（5）无支持能坐，且向前触地面并返回原位	双足着地，不允许患者抓住东西，腿和双足不要移动，必要时支持患臂，手至少必须触到足前10 cm的地面	5	
（6）无支持能坐在凳子上，触摸侧方地面并返回原位	要求姿势同上，但患者必须向侧位而不是向前方触摸	6	
4. 从坐到站			
（1）需要别人帮助站起	任何方法	1	
（2）可在别人准备随时帮助下站起	体重分布不均，用手扶持	2	
（3）可以站起	不允许体重分布不均和用手扶持	3	
（4）可以站起，并伸直髋和膝维持5 s	不允许体重分布不均	4	
（5）坐－站－坐不需别人准备随时帮助	不允许体重分布不均，完全伸直髋和膝	5	
（6）坐－站－坐不需别人准备随时帮助，并在10 s内重复3次	不允许体重分布不均	6	
5. 步行			
（1）能用患腿站，另一腿向前迈步	负重的髋关节必须伸展，可准备随时给予帮助	1	
（2）在一个人准备随时给予帮助下能行走	—	2	
（3）不需帮助能独立行走3 m	或借助任何辅助器具	3	
（4）不用辅助器具15 s内能独立步行5 m	—	4	

续表

项目	备注	评分	得分
（5）不用辅助器具 25 s 内能独立步行 10 m，然后转身，拾起地上一个小沙袋并且走回原地	可以用任一只手	5	
（6）35 s 内上下四级台阶 3 次	不用或用辅助器具，但不能扶栏杆	6	
6. 上肢功能			
（1）卧位，上举上肢以伸展肩关节	帮助前臂置于所要求的位置并给予支持，使肘伸直	1	
（2）卧位，保持上举伸直的上肢 2 s	帮助将上肢置于所要求的位置，患者必须使上肢稍外旋，肘必须伸直在 20° 范围内	2	
（3）上肢体位同（2），屈伸肘部使手掌及时离开前额	可以帮助前臂旋后	3	
（4）坐位，使上肢伸直前屈 90° 保持 2 s	保持上肢稍外旋及伸肘，不允许过分耸肩	4	
（5）坐位，患者举臂同（4），前屈 90°，并维持 10 s 然后还原	患者必须维持上肢稍外旋，不允许内旋	5	
（6）站立，手抵墙，当身体转向墙时要维持上肢的位置	上肢外展 90°，手掌平压在墙上	6	
7. 手部运动			
（1）坐位，伸腕	让患者坐在桌旁，前臂置于桌上，把圆柱体放在患者掌中，要求患者伸腕，将手中的物体举离桌面，不允许屈肘	1	
（2）坐位，腕部桡侧偏移	将患者前臂尺侧靠放，放在旋前旋后的中位，拇指与前臂成一直线，伸腕，手握圆柱体，然后要求患者将手抬离桌面，不允许屈肘或旋前	2	
（3）坐位，肘置于身旁，旋前和旋后	肘不要支持，并处直角位，3/4 的范围即可	3	

续表

项目	备注	评分	得分
（4）手前伸，用双手捡起一直径14 cm 的大球，并把它放下	球应该放在桌上离患者较远的地方，使患者完全伸直双臂才能拿到球，肩必须前伸，双肘伸直，腕中立或伸直，双掌要接触球	4	
（5）从桌上拿起一个塑料杯，并把它放在身体另一侧的桌上	不能改变杯子的形态	5	
（6）连续用拇指和每一个手指对指，10 s 内做 14 次以上	从示指开始，每个手指依次碰拇指，不许拇指从一个手指滑向另一个手指或向回碰	6	
8. 手的精细动作			
（1）捡起一个钢笔帽，再放下	患者向前伸臂，捡起笔帽放在靠近身体的桌面上	1	
（2）从杯子里捡出一颗糖豆，然后放在另一个杯子里	杯子里有 8 颗糖豆，两个杯子必须放在上肢能伸到处，左手拿右侧杯里的豆放在左侧杯里	2	
（3）画几条水平线止于垂直线上，20 s 画上 10 次	至少要有 5 条线碰到及终止在垂直线上	3	
（4）用一只铅笔在纸上连续迅速地点	患者至少在每秒钟点两个点，连续 5 s，必须像写字一样拿笔，点不是敲	4	
（5）把一匙液体放入口中	不许低头迎匙，不许液体溢出	5	
（6）用梳子梳头后部的头发	—	6	
9. 全身肌张力			
（1）弛缓无力，移动身体部分时无阻力	—	1	
（2）移动身体部分时可感觉到一些反应	—	2	
（3）变化不定，有时迟缓无力，有时肌张力正常，有时张力高	—	3	
（4）持续正常状态	—	4	
（5）50% 时间肌张力高	—	5	
（6）肌张力持续性增高	—	6	
总分			

三、使用方法及注意事项

（1）测评方式：测评由经过培训的医学专业人员指导完成，以减少测评误差。

（2）计分方法：各部分评分相加即得 MAS 总分。

第三节　平衡与步态评估

老年人由于生理功能的退行性变化，容易出现平衡功能下降。平衡（balance）是指在不同的环境和情况下维持身体直立姿势的能力。一个人的平衡功能正常时，能够保持体位，使老年人在随意运动中调整姿势，并能安全有效地对外来干扰做出反应。平衡降低是跌倒的主要危险因素，而跌倒是老年人伤残、失能和死亡的重要原因之一，严重影响老年人的身心健康和生活自理能力，给家庭和社会带来巨大的负担。通过对老年人平衡功能的评定，有助于及早发现平衡障碍，对可能的危险因素进行预测并及时采取有效的预防措施。临床上对平衡功能的评定主要分为以下三类：传统的观察法、功能性评定即量表评定法、定量姿势图即平衡测试仪评定。其中量表评定法不需要专门的设备，应用方便，且可以定量，临床应用日益普遍。Berg 平衡量表、Fugl-Meyer 平衡量表和 Tinetti 平衡与步态量表是目前临床上最常用的评估量表。

一、Berg 平衡量表

（一）量表简介

Berg 平衡量表（Berg balance scale，BBS）是目前国际临床上应用最为普遍的平衡量表，由 Katherine Berg 于 1989 年首先报道。其通过观察患者活动时的表现来评估平衡能力和跌倒的风险，可以同时测试静态和动态平衡能力。大量国外研究及国内学者的研究已经证实 BBS 具有良好的效度、信度和敏感度，而且评定所需设备少，应用方便，可以定量反映平衡功能，在临床中使用广泛。

（二）量表内容

BBS 测试时选择了 14 个动作对受试者进行评定，包括站起、坐下、独立站立、闭眼站立、上臂前伸、转身 1 周、双足交替踏台阶、单腿站立等 14 个项目（表 3-8），约需 20 min 完成。每个动作依据受试者的完成情况分为 0~4 分五个级别予以记分，最高分 56 分，最低分 0 分，得分高表明平衡功能好，评分越低表示平衡功能障碍越严重。得分在 40 分以下，提示有跌倒的危险性。

表 3-8　Berg 平衡量表（BBS）

项目	评分标准	得分
1. 从坐位站起 （指令：请站起来，尝试不要用手支撑）	4：不用手扶能够独立地站起并保持稳定	
	3：用手扶着能够独立地站起	
	2：若干次尝试后自己用手扶着站起	
	1：需要他人少量的帮助才能站起或保持稳定	
	0：需要他人中等或最大量的帮助才能站起或保持稳定	
2. 无支持站立 （指令：请在无支撑的情况下站立 2 min）	4：能够安全站立 2 min	
	3：在监护下能够站立 2 min	
	2：在无支持的条件下能够站立 30 s	
	1：需要若干次尝试才能无支持地站立达 30 s	
	0：无帮助时不能站立 30 s	
3. 无靠背坐位，但双脚着地或放在一个凳子上 （指令：请合拢双上肢坐 2 min）	4：能够安全地保持坐位 2 min	
	3：在监护下能够保持坐位 2 min	
	2：能坐 30 s	
	1：能坐 10 s	
	0：没有靠背支持，不能坐 10 s	
4. 从站立位坐下 （指令：请坐下）	4：最小量用手帮助安全地坐下	
	3：借助于双手能够控制身体的下降	
	2：用小腿的后部顶住椅子来控制身体的下降	
	1：独立地坐，但不能控制身体的下降	
	0：需要他人帮助坐下	

项目	评分标准	得分
5. 转移 （指令：摆好椅子，让受检者转移到有扶手的椅子上及无扶手的椅子上。可以使用两把椅子（一把有扶手，一把无扶手；或一张床及一把椅子）	4：稍用手扶着就能够安全地转移	
	3：绝对需要用手扶着才能够安全地转移	
	2：需要口头提示或监护才能够转移	
	1：需要一个人的帮助	
	0：为了安全，需要两个人的帮助或监护	
6. 无支持闭目站立 （指令：请闭上眼睛站立10 s）	4：能够安全地站立10 s	
	3：监护下能够安全地站立10 s	
	2：能站3 s	
	1：闭眼不能达3 s，但站立稳定	
	0：为了不摔倒而需要两个人的帮助	
7. 双脚并拢无支持站立 （指令：请你在无帮助下双脚并拢站立）	4：能够独立地将双脚并拢并安全站立1 min	
	3：能够独立地将双脚并拢并在监视下站立1 min	
	2：能够独立地将双脚并拢，但不能保持30 s	
	1：需要别人帮助将双脚并拢，但能够双脚并拢站立15 s	
	0：需要别人帮助将双脚并拢，双脚并拢站立不能保持15 s	
8. 站立位时上肢向前伸展并向前移动 （指令：将上肢抬高90°，将手指伸直并最大可能前伸。上肢上举90°后，将尺子放在手指末梢。手指不要触及尺子。记录经最大努力前倾时手指前伸距离。如果可能的话，让受检者双上肢同时前伸以防止躯干旋转）	4：能够向前伸出＞25 cm	
	3：能够安全地向前伸出＞12 cm	
	2：能够安全地向前伸出＞5 cm	
	1：上肢可以向前伸出，但需要监护	
	0：在向前伸展时失去平衡或需要外部支持	

续表

项目	评分标准	得分
9. 站立位时从地面捡起物品 （指令：捡起置于脚前的鞋子）	4：能够轻易地且安全地将地面物品（如鞋）捡起	
	3：能够将地面物品（如鞋）捡起，但需要监护	
	2：伸手向下达 2~5 cm 且独立地保持平衡，但不能将地面物品（如鞋）捡起	
	1：试着做伸手向下捡物品的动作时需要监护，但仍不能将地面物品（如鞋）捡起	
	0：不能试着做伸手向下捡物品（如鞋）的动作，或需要帮助，免于失去平衡或摔倒	
10. 站立位转身向后看 （指令：把头转向你的左边，往你的正后方看。然后向右重复 1 次。检查者在受检者正后方举一物供其注视，以鼓励患者转头的动作更流畅）	4：能从左右侧向后看，身体转移良好	
	3：仅从一侧向后看，另一侧身体转移较差	
	2：仅能转向侧面，但身体的平衡可以维持	
	1：转身时需要监护	
	0：需要帮助以防失去平衡或摔倒	
11. 转身 360° （指令：旋转完整 1 周，暂停，然后从另一方向旋转完整 1 周）	4：在 4 s 的时间内，安全地转身 360°	
	3：在 4 s 的时间内，仅能从一个方向安全地转身 360°	
	2：能够安全地转身 360°，但动作缓慢	
	1：需要密切监护或口头提示	
	0：转身时需要帮助	
12. 无支持站立时将一只脚放在台阶或凳子上 （指令：请交替用脚踏在台阶上或踏板上，连续做直到每只脚接触台阶或踏板 4 次）	4：能够安全且独立地站立，在 20 s 的时间内完成 8 次	
	3：能够独立地站立，完成 8 次需 20 s 以上	
	2：无须辅助用具在监护下能够完成 4 次	
	1：需要少量帮助能够完成 > 2 次	
	0：需要帮助以防止摔倒或完全不能做	

项目	评分标准	得分
13. 一脚在前的无支持站立 （指令：将一只脚放在另一只脚的正前方，如果这样不行的话可扩大步幅，前脚后跟应在后脚趾的前面）	4：能够独立地将双脚一前一后地排列（无距离）并保持 30 s	
	3：能够独立地将一只脚放在另一只脚的前方（有距离）并保持 30 s	
	2：能够独立地迈一小步并保持 30 s	
	1：向前迈步需要帮助，但能保持 15 s	
	0：迈步或站立时失去平衡	
14. 单腿站立 （指令：在不要帮助情况下尽最大努力单脚站立）	4：能够独立抬腿并保持 > 10 s	
	3：能够独立抬腿并保持 5~10 s	
	2：能够独立抬腿并保持 ≥ 3 s	
	1：试图抬腿，不能保持 3 s，但可维持独立站立	
	0：不能抬腿或需要帮助以防摔倒	

（三）使用方法及注意事项

（1）测试时需准备一块秒表、一把直尺、一个台阶或一只高度与台阶相当的小凳子、两把高度适中的椅子。

（2）评定者按照以上指令对每个项目给予受试者指导。

（3）如果某个项目测试双侧或测试 1 次不成功需要再次测试，则记分时记录此项目的最低得分。

（4）在大多数项目中，要求受试者在要求的位置上保持一定时间，如果不能达到所要求的时间或距离，或受试者的活动需要监护，或受试者需要外界支持或评定者的帮助，则按照评分标准给予相应的分数。

（5）受试者要意识到完成每项任务时必须保持平衡，至于用哪条腿站立或前伸多远则取决于受试者。

（6）具体到对每个动作评分时，需要依据比较细致的评分标准进行，所以要求测试者能熟练掌握方可保证评定结果的准确性。

二、Fugl-Meyer 平衡量表

（一）量表简介

Fugl-Meyer 运动功能评分是由 Fugl-Meyer 等于 1975 年发表的专门用于脑卒中偏瘫评测的量表，20 世纪 90 年代在我国开始应用。该评定法包含运动、平衡、感觉、关节活动及疼痛等内容，总分 226 分。作为一种综合的身体功能评价法，Fugl-Meyer 评价可以从多个方面评价脑卒中患者的功能障碍，具有良好的信效度，在临床普遍使用。Fugl-Meyer 平衡量表是 Fugl-Meyer 评定量表的组成部分，主要适用于偏瘫患者的平衡功能评定。

（二）量表内容

Fugl-Meyer 平衡量表对患者进行 7 个项目的检查，每个检查项目都分为 0~2 分三个级别进行记分，最高分 14 分，最低分 0 分，少于 14 分，说明平衡功能有障碍，评分越低，表示平衡功能障碍越严重（表 3-9）。

表 3-9　Fugl-Meyer 平衡量表

项目	评分标准	得分
无支撑坐位	0：不能保持坐位 1：能坐，但少于 5 min 2：能坚持坐 5 min 以上	
健侧展翅反应	0：肩部无外展或肘关节无伸展 1：反应减弱 2：反应正常	
患侧展翅反应	0：肩部无外展或肘关节无伸展 1：反应减弱 2：反应正常	
支撑下站立	0：不能站立 1：在他人的最大支撑下可站立 2：由他人稍给支撑即能站立 1 min	

续表

项目	评分标准	得分
无支撑站立	0：不能站立 1：不能站立 1 min 或身体摇晃 2：能平衡站立 1 min 以上	
健侧站立	0：不能维持 1~2 s 1：平衡站稳 4~9 s 2：平衡站立超过 10 s	
患侧站立	0：不能维持 1~2 s 1：平衡站稳 4~9 s 2：平衡站立超过 10 s	

（三）使用方法及注意事项

（1）无支撑坐位时双足应着地。

（2）评测展翅反应时，应在患者无准备的情况下突然推患者，同时注意保护患者，以防摔倒。

（3）检查健侧展翅反应时，检查者从患侧向健侧轻推患者至接近失衡点，观察患者有无外展健侧上肢 90° 以伸手扶持支撑面的展翅反应。

（4）评测健侧平衡功能时，若要判定是 1 或 2 分，患者必须能抬起其患肢离开地面。

三、Tinetti 平衡与步态量表

（一）量表简介

Tinetti 平衡与步态量表（Tinetti performance-oriented mobility assessment，Tinetti POMA）由 Tinetti 于 1986 年首先报道，1999 年 Cobbs 对该量表进行了改良。2013 年高静等对改良版量表进行了翻译、回译，对部分理解上有歧义的条目在语言理解方面进行了调整与修订，形成了中文版 Tinetti POMA，并对其进行了信效度检验，Tinetti POMA 总量表内部一致性 Cronbach's α 系数为 0.887，分量表为 0.872、0.718；因子分析共提取了 2 个公因子，方差贡献率为

54.65%，各条目的因子负荷值为 0.501~0.800，提示中文版 Tinetti POMA 具有较好的信度和结构效度，可以作为我国老年人跌倒风险评估的工具进行推广应用。

（二）量表内容

Tinetti 平衡工具由三部分组成，其中常用的是平衡与步态，且两者同时使用，用于评估老年跌倒风险（表 3-10，表 3-11）。根据 Tinetti 评估工具得分判断跌倒风险，评分越低，表示跌倒风险越高，其中 ≤ 18 分为高度风险，19~23 分为中度风险，≥ 24 分为低度风险。

表 3-10　Tinetti 平衡量表

开始状态： 受试者坐在一把硬的无扶手的椅子上，进行下面的测试。

需完成的任务	评分项目	分数
1. 坐平衡	0：在椅子上倾斜或滑动	
	1：稳定，安全	
2. 起立	0：必须有帮助	
	1：能，用臂辅助	
	2：不用臂辅助即能立起	
3. 试图起立	0：必须有帮助	
	1：能，需要 > 1 次的尝试	
	2：能起立，1 次成功	
4. 即刻站立平衡（开始 5 s）	0：不稳（摆架子、移动足、身体摇晃）	
	1：稳，但使用拐杖或其他支持	
	2：稳，不需拐杖或其他支持	
5. 站立平衡	0：不稳	
	1：稳，但两足距离增宽（足跟间距）4 in（10.16 cm），使用拐杖或其他支持	
	2：两足间距窄，不需要支持	
6. 用肘推（受试者双足尽可能靠紧，测试者用手掌轻推受试者）	0：开始即跌倒	
	1：摇摆、抓物体和人来保持平衡	
	2：稳定	

需完成的任务	评分项目	分数
7. 闭眼（双足站立要求同 6）	0：不稳	
	1：稳	
8. 旋转 360°	0：步伐不连续	
	1：步伐连续	
9. 旋转 360°	0：不稳（摇摆、抓物）	
	1：稳定	
10. 坐下	0：不安全（距离判断失误，跌进椅子）	
	1：用上肢或移动不顺畅	
	2：安全，移动顺畅	
总分		

表 3-11 Tinetti 步态量表

开始状态：受试者和测试者站在一起，在大厅行走或穿过房间。

需完成的任务	评分标准	分数
1. 起始步态 （指令后立刻开始）	0：有些犹豫或多次尝试后开始	
	1：毫不犹豫	
2. 步伐的长度	0：右足迈出的距离没超过对侧站立的左足	
	1：右足迈出的距离超过对侧站立的左足	
	0：左足迈出的距离没超过对侧站立的右足	
	1：左足迈出的距离超过对侧站立的右足	
3. 步伐的高度	0：右足不能完全离开地板	
	1：右足能完全离开地板	
	0：左足不能完全离开地板	
	1：左足能完全离开地板	
4. 步态均匀	0：左右步幅不相等（估计）	
	1：左右步幅几乎相等	
5. 步态的连续性	0：迈步停顿或不连续	
	1：迈步基本是连续的	

续表

需完成的任务	评分标准	分数
6. 路径（用宽度为 30 cm 的地板砖进行估计，在患者连续走 3 m 以上后观察其步行路径情况）	0：明显偏离	
	1：中度偏离或使用步行辅助器	
	2：直线无须步行辅助器	
7. 躯干	0：身体有明显摇晃或需使用步行辅具	
	1：身体不晃，但需屈膝或有背痛或张开双臂以维持平衡	
	2：身体不晃，无屈膝，不需张开双臂或使用辅具	
8. 步宽（脚跟距离）	0：脚跟分开（步宽大）	
	1：走路时两脚跟几乎靠在一起	
总分		

（三）使用方法

（1）测评方式：该量表由医务人员根据患者实际情况，通过观察和简单的测量进行评定。

（2）计分方法：各部分评分相加即得 Tinetti 平衡与步态量表总分。

第四节　吞咽功能评估

吞咽是人类赖以生存的最基本的生理活动之一。老年人随着年龄的增长，口腔、咽、喉与食管部位的组织结构会发生退行性改变，黏膜萎缩变薄、神经末梢感受器的反射功能渐趋迟钝、肌肉变性等原因，都容易导致吞咽障碍。吞咽障碍不仅影响进食造成营养不良，影响老年人身体健康和疾病恢复，还常会引起误吸，增加吸入性肺炎的感染率，甚至会增加老年人发生窒息的风险，危及生命。因此，对吞咽障碍患者进行及时有效的评估非常必要。目前，常用的吞咽功能评估工具包括吞咽困难分级量表、洼田饮水试验、洼田吞咽功能评定法和脑卒中患者神经功能缺损程度评分标准中的吞咽困难亚量表。

一、吞咽困难分级量表

（一）量表简介

吞咽困难分级量表是由藤岛一郎于 1999 年研究制定的，来自日本康复学界，临床应用较为广泛。2009 年，夏文广等对其进行了信度、效度检验。结果表明：吞咽障碍分级评价标准具有较好的信度和效度，能预测脑卒中后吞咽患者是否发生误吸，准确率约为 73.6%。该量表不但能预测住院期间是否发生肺炎及出院时营养状态，还能指导患者康复策略及营养途径的选择。但是，该量表的不足之处是对患者结局的预测能力处于边缘状态。

（二）量表内容

吞咽困难分级量表包含康复训练方法的选择，以营养摄取为线索反映经口进食的能力。该量表分级较细，评分可分为 0~10 分，10 分表示正常吞咽，分数越低表示吞咽困难的程度越重（表 3–12）。疗效判定标准：≥ 9 分：基本痊愈；提高 6~8 分：明显好转；提高 3~5 分：好转；1~2 分：无效。

表 3–12 　吞咽困难分级量表

评价内容	分数
不适合任何吞咽训练，仍不能经口进食	1
仅适合基础吞咽训练（indirect approach），仍不能经口进食	2
可进行摄食训练（direct approach），但仍不能经口进食	3
在安慰中可少量进食，但需静脉营养	4
1~2 种食物经口进食，需部分静脉营养	5
3 种食物可经口进食，需部分静脉营养	6
3 种食物可经口进食，不需静脉营养	7
除特别难咽的食物外，均可经口进食	8
可经口进食，但需临床观察指导	9
正常摄食吞咽能力	10

（三）使用方法及注意事项

测评由医务人员通过对患者的问诊及视诊进行评定。

二、洼田饮水试验

（一）量表简介

洼田饮水试验于 1982 年由日本学者洼田俊夫率先提出，分级明确清楚，操作简单，利于选择有治疗适应证的患者，是评估脑卒中后吞咽困难信度最好的量表之一。饮水试验能筛查出大部分的吞咽障碍患者，其灵敏度为 42%~92%，特异度为 59%~91%，能预测是否发生误吸。但是，该试验仅以临床症状为依据，常会漏诊无症状性误吸的患者，且根据患者主观感觉，与临床和实验室检查结果存在一些不一致，且不能预测住院期间肺炎的发生，因此对临床指导有一定局限性。

（二）量表内容

洼田饮水试验方法为：患者端坐位饮水 30 ml，观察饮水时间和呛咳情况，根据饮水结果进行分级，级别越高说明吞咽障碍越重，具体评定标准：①正常：一次饮完，5 s 之内，即达到 1 级者。②可疑：一次饮完，5 s 以上或两次饮完即达 2 级。③异常：即达 3~5 级者，依次为轻、中、重度（表 3-13）。疗效判定标准：①治愈：吞咽困难消失，饮水试验评定 1 级。②有效：吞咽困难明显改善，饮水试验评定 2 级。③无效：吞咽困难改善不明显，饮水试验评定 3 级以上。

表 3-13　洼田饮水试验

患者端坐，喝下 30 ml 温开水，观察所需时间和呛咳情况。

等级	评定标准	年　月　日
1 级	能够顺利地 1 次咽下	
2 级	分 2 次以上，能够不呛地咽下	

续表

等级	评定标准	年　月　日
3级	能 1 次咽下，但有呛咳	
4级	分 2 次以上咽下，也有呛咳	
5级	全量咽下困难，频繁呛咳	

（三）适应证和禁忌证

（1）适应证：脑卒中及疑有吞咽困难的患者。

（2）禁忌证

1）有现存或可疑的误吸性肺炎。

2）正处于气管切开状态。

3）需不间断抽出气道分泌物。

4）对自己的分泌物不能控制，严重流涎。

5）意识水平不稳定。

6）有原始的口腔反射如咬反射。

（四）注意事项

（1）要求患者意识清楚并能够按照指令完成试验。

（2）不需要告诉患者正在做测试，防止其紧张。

（3）饮水量要准确。

三、洼田吞咽能力评定法

（一）简介及内容

洼田吞咽能力评定法提出 3 种能减少误吸的条件，包括帮助的人、食物种类及进食的方法和时间，根据患者需要条件的种类及程度逐步分级，共分为 1~6 级，6 级为正常，级别越低表示吞咽困难的程度越重（表 3-14）。该评估方法便于理解和使用，信度和效度均好，并能预测患者的误吸、肺炎的发生及出院时的营养状态。疗效判定标准：①显效：吞咽障碍缓解 2 级，或接近正常。②有效：吞咽障碍明显改善，吞咽分级提高1级。③无效：治疗前后无变化。

表 3-14　洼田吞咽能力评定法

分级	评定标准
1级	任何条件下均有吞咽困难和不能吞咽
2级	3个条件均具备则误吸减少
3级	具备2个条件则误吸减少
4级	如选择适当食物，则基本上无误吸
5级	如注意进食方法和时间基本上无误吸
6级	吞咽正常

（二）使用方法

测评由医务人员通过问诊及视诊进行分级评定。

四、脑卒中患者临床神经功能缺损程度评分标准中的吞咽困难亚量表

（一）量表简介

《脑卒中患者临床神经功能缺损程度评分标准》经过两次修订，于1995年全国第四届脑血管病学术会议通过。其中一个为吞咽困难亚量表，该量表项目分级简单、方便快捷，重测信度及评定者间信度很好，且具有很好的校标效度，能够评估误吸及出院时的营养状态，但无法评估住院期间肺炎的发生率。

（二）量表内容

脑卒中患者临床神经功能缺损程度评分标准中的吞咽困难亚量表以误吸、喉上升、食物残留、进食量4个方面为评分标准，分为5个等级，0分为正常，分数越高表示吞咽困难的程度越重（表3-15）。疗效判定标准：①无效：治疗后无得分增加。②有效：治疗后得分可增加1级。

表 3-15　脑卒中患者临床神经功能缺损程度评分标准中的吞咽困难亚量表

分值	评分标准
0	没有异常
2	有一定困难，吃饭或喝水缓慢，喝水时停顿比通常次数多
4	进食明显缓慢，避免一些食物或流食
5	仅能吞咽一种特殊的饮食，如单一的或绞碎的食物
6	不能吞咽，必须用鼻饲管

（三）使用方法

测评由医务人员通过床边问诊结合视诊进行评定。

第四章 老年精神心理评估

第一节 认知功能评估

伴随老龄化最明显且影响最大的是老年人认知功能的逐渐衰退趋势，由此加剧了认知老化相关的老年性痴呆等慢性疾病的患病率。老年人认知功能下降，造成老年人身体功能下降，严重影响老年人的身心健康和生活质量，同时增加了照顾者的负担和照顾成本，给社会医疗卫生系统带来沉重负担。认知功能障碍的常见疾病包括阿尔茨海默病、脑血管病等。早发现、早诊断、早干预是改善老年人认知功能，预防和延缓疾病发生、发展的关键所在。因此，对老年人进行认知功能的筛查与评估，是早发现、早诊断和早干预的前提和基础。目前常用的认知功能评估量表包括简易智能评估量表、简易心智状态问卷、画钟试验、简易智力状态评估量表、蒙特利尔认知评估量表和简易智力检测量表。

一、简易智能评估量表

（一）量表简介

简易智能评估量表（mini-mental state examination，MMSE）由 Folstein 编制于 1975 年。它是最具影响的认知缺损筛选工具之一，被选入诊断用检查提纲（diagnostic interview schedule，DIS），用于美国 ECA（Epidemiological Catchment Area）的精神疾病流行病学调查。WHO 推荐的复合性国际诊断交谈检查量表（composite international diagnostic interview，CIDI），亦将之组合在内。国内有李格和张明园两种中文修订版本。该量表所采用的以张明园教授修订的版本为主。MMSE 信度良好，联合检查组内相关系数（intraclass correlation coefficient，ICC）为 0.99，相隔 48~72 小时的重测法，ICC 为 0.91。它和 WAIS 平行效度也良好。对痴呆的检测敏感性达 92.5%，特异性为 79.1%。

（二）量表内容

简易智能评估量表（MMSE）包括定向力、即刻记忆力、注意力及计算力、回忆能力及语言能力 5 个方面（表 4–1），共 30 项题目，每项回答正确得 1 分，回答错误或答不知道评 0 分，量表总分范围为 0~30 分。测试用时 5~10 min。测验成绩与文化水平密切相关，正常界值划分标准为：文盲＞ 17 分，小学＞ 20 分，中学程度（包括中专）＞ 22 分，大学程度（包括大专）＞ 23 分。

表 4–1　简易智能评估量表（MMSE）

评定项目		评分	
Ⅰ定向力 （10 分）	今年是哪一年	0	1
	现在是几月份	0	1
	今天是几号	0	1
	今天是星期几	0	1
	现在是什么季节	0	1
	你现在在哪一省（市）	0	1
	你现在在哪一县（区）	0	1
	你现在在哪一乡（镇、街道）	0	1
	你现在在哪一层楼上	0	1
	这里是什么地方	0	1
Ⅱ即刻记忆力 （3 分）	复述：皮球	0	1
	复述：国旗	0	1
	复述：树木	0	1
Ⅲ注意力及计 算力（5 分）	100–7	0	1
	93–7	0	1
	86–7	0	1
	79–7	0	1
	72–7	0	1

续表

评定项目			评分	
IV回忆能力 （3分）	回忆：皮球		0	1
	回忆：国旗		0	1
	回忆：树木		0	1
V语言能力 （9分）	命名能力	辨认：手表	0	1
		辨认：铅笔	0	1
	复述能力	复述：四十四只石狮子	0	1
	三步命令	按卡片闭眼	0	1
		用右手拿纸	0	1
		将纸对折	0	1
	阅读能力	将纸放在大腿上	0	1
	书写能力	写一句完整的句子	0	1
	结构能力	按样作图	0	1
总分				

（三）使用方法及注意事项

1. 定向力

首先询问日期，之后再针对性地询问其他部分，如"您能告诉我现在是什么季节"，每答对 1 题得 1 分。请依次提问，"您能告诉我您住在什么省市吗"（区县/街道/什么地方/第几层楼）每答对 1 题得 1 分。

2. 即刻记忆力

告诉被测试者您将问几个问题来检查他/她的记忆力，然后缓慢清晰地说出 3 个相互无关的东西的名称（如皮球、国旗、树木，大约 1 s 说 1 个），说完 3 个名称之后，要求被测试者重复它们，被测试者的得分取决于他们首次重复的答案（答对 1 个得 1 分，最多得 3 分）。如果他们没能完全记住，您可以重复，但重复的次数不能超过 5 次。如果 5 次后他们仍未记住所有的 3 个名称，那么对于回忆能力的检查就没有意义了（请跳过Ⅳ部分"回忆能力"检查）。

3. 注意力及计算力

不得用笔算，允许用手指帮助计算，测试者不得重复受试者的答案。如计算中途停止，测试者不得提示前面的结果，可以说："请从上一次结果再试着计算下去"，如果不行，可以重新开始计算，只允许重来 3 次。要求患者从 100 开始减 7，之后再减 7，一直减 5 次（即 93、86、79、72、65）。每答对 1 个得 1 分，如果前次错了，但下一个答案是对的，也得 1 分。将每次回答数记录在虚线上面，如果做了一半，受试者不能回答或记不住后面的答案，则后面按错误记分。

4. 回忆能力

如果前次被测试者完全记住了 3 个名称，现在就让他们再重复 1 遍。每正确重复 1 个得 1 分，最高 3 分。

5. 语言能力

（1）命名能力（0~2 分）：拿出手表卡片给测试者看，要求他们说出这是什么，之后拿出铅笔问他们同样的问题。

（2）复述能力（0~1 分）：要求被测试者注意你说的话并重复 1 次，注意只允许重复 1 次。这句话是"四十四只石狮子"，只有正确并咬字清楚的才记 1 分。

（3）三步命令（0~3 分）：给被测试者 1 张空白的平纸，要求对方按你的命令去做，注意不要示范。要求受试者的操作次序准确，不得颠倒。只有他们按正确顺序做动作才算正确，每个正确动作计 1 分。

（4）阅读能力（0~1 分）：拿出 1 张"闭上您的眼睛"卡片给被测试者看，要求被测试者读它并按要求去做，只有他们确实闭上眼睛才能得分。

（5）书写能力（0~1 分）：给被测试者 1 张白纸，让他们自发地写出一句完整的句子，句子必须有主语、动词，并有意义。注意你不能给予任何提示，语法和标点的错误可以忽略。

（6）结构能力（0~1 分）：在 1 张白纸上画有交叉的两个五边形，要求被测试者照样准确地画出来。评分标准：五边形需画出 5 个清楚的角和 5 个边。同时，两个五边形交叉处形成菱形，线条的抖动和图形的旋转可以忽略。

6. 检查记录

必须是对受试者直接面检的记录。开始测试前需先向家属或陪同者说明检查的意义，以免在测试中受到干扰。即使在检查之初已发现受试者存在认知功能问题，仍需要坚持做完全部检查。

7. 注意事项

测试者需注意提问的语速，以便受试的老人能够听清。若老人因教育程度低，对某个问题难以理解，则按错误回答记分。

二、简易心智状态问卷

（一）量表简介

简易心智状态问卷（short portable mental status questionnaire，SPMSQ）由Pfeiffer 于 1975 年编制，主要用于老年人认知功能障碍的初步筛查。与 MMSE 相比，SPMSQ 较为简单、易记、易使用，且不需要任何辅助器具。其敏感度为 50%~82%，特异度约为 90%。有专家建议加上书写能力评估（如签名、写句子或画时钟）可提高检测力。当 SPMSQ 检测出认知问题时，需再做进一步的评估。

（二）量表内容

SPMSQ 量表由 10 个问题组成，内容包括定向力、个人历史、远期记忆、计算力（表 4-2）。回答错误或未回答计 1 分，正确计 0 分，评分范围为 0~10 分。错 0~2 项表示认知功能完整，错 3~4 项为轻度认知功能受损，错 5~7、8~10 项分别为中度、严重认知功能损害。如果受试者为小学及以下文化程度，允许错误数再多 1 个；如果受试者为高中以上文化程度，允许的错误数少 1 个。

表 4-2　简易心智状态问卷调查表（SPMSQ）

序号	问题	答案（错误请画"×"）
1	今天是哪年，哪月，哪日？	
2	今天是星期几？	
3	这是什么地方？	

续表

序号	问题	答案（错误请画"×"）
4	您的电话号码是多少？	
5	您今年多大岁数了？	
6	您的出生日期是什么？	
7	现任国家主席是谁？	
8	前任国家主席是谁？	
9	您的儿子（女儿）叫什么名字？	
10	从20开始减3，得到17，再减3，以此类推，到不能减为止	

（三）使用方法及注意事项

（1）问题1：年、月、日均需回答正确，有一项回答错误则此项得1分。

（2）问题2：星期几答对才算正确，否则得1分。

（3）问题3：对所在地进行描述；说出"我的家"或正确说出城镇、医院、机构的名称均可接受。

（4）问题4：经确认号码后证实无误即算正确；或在会谈时，能两次间隔较长时间内重复相同的号码即算正确；如家中无电话，则询问受试者的家庭住址。

（5）问题5：受试者的年龄与出生年、月、日均需回答正确，有一项回答错误则此项得1分。

（6）问题6：受试者对自己的出生年、月、日均需回答正确，有一项回答错误则此项得1分。

（7）问题7：对现任国家领导人，正确回答出姓氏即为正确。

（8）问题8：对前任国家领导人，正确回答出姓氏即为正确。

（9）问题9：对子（女）的姓名无须特别证实，受试者只需说出一个名字即可。

（10）问题10：在20减3的减法中，其间如出现任何错误或无法继续进行，即算错误。

三、画钟试验

（一）试验简介

画钟试验（clock drawing test，CDT）源于 20 世纪 50 年代，最早应用于结构性使用的检查。与其他测评工具相比，画钟试验对语言及受教育背景的依赖性较小，只要患者能听得懂简单的提问，均可配合检查。目前，画钟试验作为痴呆筛查工具而广泛应用于临床。

画钟试验检查的认知功能较全面，不仅可检查视空间功能，还包括听理解能力、计划性、视觉记忆和图形重建能力、动作的计划性和执行功能、数字知识、抽象思维、抗干扰能力、注意力的集中与持久，以及对挫折的耐受能力。不同版本的画钟试验的重测一致性为 0.84~0.94，不同受试者的一致性为 0.82~0.97。痴呆程度越重，画钟试验表现越差。CDT 可鉴别轻度痴呆和认知正常的老年人，而对轻度认知障碍（mild cognitive impairment，MCI）的敏感度差。

（二）评分方法及注意事项

画钟试验施测和评分方法有多种不同版本，下面分别介绍四种常用计分方法，检查过程均相同：要求被检者在一张空白的纸上画一个钟表的表面，把数字都填在正确的位置上，指针标出某一时间点。

1. 4 分计分法

画出闭锁的圆 1 分，数字位置正确 1 分，数字完整 1 分，指针位置正确 1 分，≤ 3 分为异常。另外，国内也常用 3 分记分法，其计分方法与 4 分法相似：画出闭锁的圆 1 分，正确标出钟面数字 1 分，指针位置正确 1 分。总分 3 分，≤ 2 分为异常。研究结果显示，与其他的评测方法相比，3 分计分法重测信度和诊断效度均较高，而且更加简便易操作，因此更适合临床应用。

2. 10 分计分法（Sunderland 法）

检测时要求被检者在一张空白的纸上画一个钟表的表面，把数字都写上，指针指着 2∶45。总分 10 分，分值越高代表功能越好。没有画或画出的图形不能辨认时记为 1 分，当钟面的数字完整且位置正确、指针位置正确记为 10 分。

1~5分表示钟面和数字不完整，6~10分表示指针正确标出时间的程度。评分≤5分为异常。使用该方法进行AD的筛查，结果显示本测试与其他量表（GDS、SPMSQ）的相关性好（r > 0.5），与尸检的临床病理诊断的一致率达到80%。

3. Watson法

要求被检者在预先画好的圆内画一个钟表的表盘。计分方法：①用两条相互垂直的线把钟面平分成四份，其中一条线通过表心和12的位置。②按顺时针方向计数每个象限的数字，每个象限包含有三个数字即为正确。从12的位置开始，每个数字只记1次，如果某个数字恰巧在参考线上，则把该数字归属于参考线顺时针方向的象限。③第一、二、三象限中数字的数目只要有错误，则计1分，第四象限中数字的数目有错误则计4分。0~3分为正常，4~7分为异常。Watson法主要检查数字完整性和位置，更侧重于数字位置是否正确，不要求画出指针，该方法的敏感性为87%，特异性为82%。

4. 执行性画钟试验（COLX）

在众多评分方法中，较为经典的是Royall等提出的COLX评分方法。COLX是专用于床边执行功能检测的画钟测验，分为COLX1和COLX2两部分，可用来判断额叶/执行脑功能障碍。具体操作：COLX1部分是让被检者按照指示语画一个钟面，主要检测执行功能；COLX2部分要求被检者模仿检查者画一个同样的钟面，反映视空间功能。两部分总分均为15分，分值越低代表认知功能越差。

四、简易智力状态评估量表

（一）量表简介

简易智力状态评估量表（Mini-Cog）是一项用于鉴别老年人是否存在认知障碍的简便工具，其敏感性为76%~99%，特异性为89%~93%。其在各种临床场合下均有很强的预测价值，弥补CDT在筛查认知障碍时敏感性和预测稳定性的不足，用于区分痴呆与非痴呆人群。整个评估过程需要大约3分钟，并不受教育、文化、语言的影响，简单短期的训练就可以准确地使用Mini-

Cog进性评估。相对于其他复杂的认知评估方法，使用Mini-Cog进行评估对老年人产生的压力小。在异质性较大人群中，可以提高认知障碍的检出率和准确率。

（二）量表内容

Mini-Cog量表由两部分组成（表4-3）：一部分包括回忆三个词组，另一部分为画钟试验（CDT），这个检查表能够在各种医疗场合下对认知进行快速简便地评估。此外，有研究显示该量表的灵敏度和特异度均在80%以上，高于单独使用MMSE和画钟试验。

评分标准：CDT测试之后每正确回忆1个单词加1分；0分为认知受损，3分为认知未受损。1~2分者依据CDT进行分类（CDT正常为认知未受损，CDT异常为认知受损）；CDT正常：所有的时间刻度均正确并且指针位置与指定的时间一致。

表4-3 简易智力状态评估量表（Mini-Cog）

步骤	内容	评分
第一步	确定患者已集中注意力	
	指导患者认真听并记住3个不相关的词，并跟着重复1遍（确定患者已听清楚）	
第二步（CDT检测）	指导患者在一张白纸上画一个表盘	
	让他/她在表盘上画出时针和分针，标识一个给定的时间（11：10或8：20最常用，较其他更敏感）	
第三步	让患者重复之前提到的3个词	

（三）使用方法及注意事项

（1）让老年人仔细听记三个不相关的词组，然后让其复述这三个词组。

（2）在一张白纸上或在一张已画有一面钟的纸上让患者在这个钟上标出时间刻度，然后让患者画出一个特定时间状态下的指针位置。

（3）让患者再次复述之前的那三个词。

五、蒙特利尔认知评估量表

（一）量表简介

蒙特利尔认知评估（Montreal Cognitive Assessment，MoCA）量表由加拿大 Nasreddine 等根据临床经验并参考 MMSE 的认知项目设置和评分标准制订，并在临床应用中不断修改，于 2004 年 11 月确定最终版本。MoCA 是一种快速、全面地用于 MCI 筛查的评估量表，对 MCI 测试的敏感性和特异性高，能全面实现 MCI 患者认知损害领域的筛查。但其在评估过程受文化和教育程度的影响较大，耗时较长，不适宜在初级医疗保健机构应用。

（二）量表内容

MoCA 主要包括视空间执行能力、命名、记忆、注意、语言流畅、抽象思维、延迟记忆、定向力等多个方面的认知评估（表 4-4）。量表由 12 道题组成，共 30 个单项，每项回答正确者得 1 分，回答错误或答不知道者评 0 分。量表总分范围为 0~30 分，≥ 26 分为认知正常，若受教育年限 ≤ 12 年，则分界值为 25 分。该量表能够灵敏发现早期认知功能损害的患者。

（三）使用方法及注意事项

1. 视空间与执行功能

（1）交替连线试验

指导语：我们有时会用"123……"或者汉语的"甲乙丙……"来表示顺序。请您按照从数字到汉字并逐渐升高的顺序画一条连线。从这里开始【指向数字（1）】，从 1 连向甲，再连向 2，并一直连下去，到这里结束【指向汉字（戊）】。

评分：当患者完全按照"1- 甲 -2- 乙 -3- 丙 -4- 丁 -5- 戊"的顺序进行连线且没有任何交叉线时给 1 分。当患者出现任何错误而没有立刻自我纠正时，给 0 分。

表 4-4 蒙特利尔认知评估量表（MoCA）

姓名：	性别：	年龄：	岁	受教育程度：	日期：	总分：

视空间与执行功能					得分

复制立方体

画钟表（11 点过 10 分）

[ ]　[ ]　[ ]　　　[ ]　[ ]　[ ]

__/5

命名			

[ ]　　　　[ ]　　　　[ ]

记忆	读出下列词语，然后由患者重复上述 过程 2 次，5 分钟后回忆		面孔	天鹅绒	教堂	菊花	红色	
		第一次						不计分
		第二次						

__/3

续表

注意	读出下列数字，请患者重复（每秒1个）。	顺背 [　] 21854	/2
		倒背 [　] 742	
	读出下列数字，每当数字出现1时，患者敲1下桌面，错误数大于或等于2不给分	521394118062151945111419905112 [　]	/1
100 连续减 7	[　]93 [　]86 [　]79 [　]72 [　]65	4~5 个正确给 3 分，2~3 个正确给 1 分，全部错误为 0 分	/3
语言	重复：我只知道今天张亮是来帮过忙的人 [　]　狗在房间的时候，猫总是躲在沙发下面 [　]		/2
	流畅性：在 1 分钟内尽可能多地说出动物的名字 [　]　（N ≥ 11 名称）___		/1
抽象	词语相似性：香蕉—橘子 [　]　火车—自行车 [　]　手表—尺子 [　]		/2
延迟回忆	回忆时不能提示　面孔 [　]　天鹅绒 [　]　教堂 [　]　菊花 [　]　红色 [　]	仅根据非提示记忆记分	/5
	分类提示：		
	多选提示：		
定向	日期 [　]　月份 [　]　年代 [　]　星期几 [　]　地点 [　]　城市 [　]		/6

（2）视结构技能（立方体）

指导语（检查者指着立方体）："请您照着这幅图在下面的空白处再画1遍，并尽可能精确。"

评分：完全符合下列标准时，给1分，即图形为三维结构所有的线都存在无多余的线相对的边基本平行，长度基本一致（长方体或棱柱体也算正确）。上述标准中只要违反其中任何一条，即为0分。

（3）视结构技能（钟表）

指导语："请您在此处画一个钟表，填上所有的数字并指示出11点10分。"

评分：符合下列三个标准时，分别给1分。

1）轮廓（1分）：表面必须是个圆，允许有轻微的缺陷（如圆没有闭合）。

2）数字（1分）：所有的数字必须完整且无多余的数字，数字顺序必须正确且在所属的象限内，可以是罗马数字，数字可以放在圆圈之外。

3）指针（1分）：必须有两个指针且一起指向正确的时间，时针必须明显短于分针，指针的中心交点必须在表内且接近于钟表的中心。

上述各项目的标准中，如果违反其中任何一条，则该项目不给分。

2. 命名

指导语：自左向右指着图片问患者："请您告诉我这个动物的名字"。

评分：每答对一个给1分。正确回答是：（1）狮子；（2）犀牛；（3）骆驼或单峰骆驼。

3. 记忆

指导语：检查者以每秒1个词的速度读出5个词，并向患者说明："这是一个记忆力测验。在下面的时间里我会给您读几个词，您要注意听，一定要记住。当我读完后，把您记住的词告诉我。回答时想到哪个就说哪个，不必按照我读的顺序"。把患者回答正确的词在第一试的空栏中标出。当患者回答出所有的词，或者再也回忆不起来时，把这5个词再读一遍，并向患者说明："我把这些词再读一遍，努力去记并把您记住的词告诉我，包括您在第一次已经说过的词。"把患者回答正确的词在第二试的空栏中标出。第二试结束后，告诉患者一会儿还要让他回忆这些词："在检查结束后，我会让您把这些词再回忆一次。"

评分：这两次回忆不记分。

4. 注意

（1）数字顺背广度

指导语："下面我说一些数字，您仔细听，当我说完时您就跟着照样背出来。"按照每秒1个数字的速度读出这5个数字。

评分：复述准确，每一个数列分别给1分。

（2）数字倒背广度

指导语："下面我再说一些数字，您仔细听，当我说完时您必须按照原数倒着背出来。"按照每秒钟1个数字的速度读出这5个数字。

评分：复述准确，每一个数列分别给1分（注：倒背的正确回答是2-4-7）。

（3）警觉性

指导语：检查者以每秒钟1个的速度读出数字串，并向患者说明："下面我要读出一系列数字，请注意听。每当我读到1的时候，您就拍一下手。当我读其他的数字时不要拍手。"

评分：如果完全正确或只有一次错误则给1分，否则不给分（错误是指读1的时候没有拍手，或读其他数字时拍手）。

（4）连续减7

指导语："现在请您做一道计算题，从100中减去一个7，而后从得数中再减去一个7，一直往下减，直到我让您停下为止。"如果需要，可以再向患者讲一遍。

评分：本条目总分为3分。全部错误记0分，一个正确给1分，2~3个正确给2分，4~5个正确给3分。从100开始计算正确的减数，每一个减数都单独评定，如果患者减错了1次，而从这一个减数开始后续的减7都正确，则后续的正确减数要给分。例如：患者的回答是93-85-78-71-64，85是错误的，而其他的结果都正确，因此给3分。

5. 语言

（1）句子复述

指导语："现在我要对您说一句话，我说完后请您把我说的话尽可能原原本本地重复出来（暂停一会儿），我只知道今天张亮是来帮过忙的人。"患者回答完毕后："现在我再说另一句话，我说完后请您也把它尽可能原原本本地重复出来（暂停一会儿），狗在房间的时候，猫总是躲在沙发下面。"

评分：复述正确，每句话分别给 1 分。复述必须准确。注意复述时出现的省略（如省略了"只""总是"）以及替换 / 增加（如"我只知道今天张亮……"说成"我只知道张亮今天……"或"房间"说成"房子"等）。

（2）词语流畅性

指导语："请尽可能快、尽可能多地说出您所知道的动物的名称。时间是 1 分钟，请您想一想，准备好了吗？开始。"一分钟后停止。

评分：如果患者 1 分钟内说出的动物名称 ≥ 11 个则记 1 分。同时，在检查表的背面或两边记下患者的回答内容：龙、凤凰、麒麟等神话动物也算正确。

6. 抽象

指导语："请您说说橘子和香蕉在什么方面相类似？"，如果患者回答的是一种具体特征（如都有皮或都能吃等），那么只能再提示一次："请再换一种说法，他们在什么方面相类似？"如果患者仍未给出准确回答（水果），则说："您说的没错，也可以说它们都是水果。"但不要给出其他任何解释或说明。在练习结束后，说："您再说说火车和自行车在什么方面相类似？"当患者回答完毕后，再进行下一组词："您再说说手表和尺子在什么方面相类似？"不要给出其他任何说明或启发。

评分：只对后两组词的回答进行评分。回答正确，每组词分别给 1 分。只有下列的回答被视为正确：火车和自行车：都是运输工具、交通工具、旅行用的等说法。手表和尺子：都是测量仪器或测量用的等说法。但下列回答不能给分：火车和自行车：都有轮子。手表和尺子：都有数字。

7. 延迟回忆

指导语："刚才我给您读了几个词让您记住，请您再尽量回忆一下，告诉我这些词都有什么？"，对未经提示而回忆正确的词，在下面的空栏中打钩（√）作标记。

评分：在未经提示下自由回忆正确的词，每词给 1 分。

可选项目：在延迟自由回忆之后，对于未能回忆起来的词，通过语义分类线索鼓励患者尽可能地回忆。经分类提示或多选提示回忆正确者，在相应的空栏中打钩（√）作标记。先进行分类提示，如果仍不能回忆起来，再进行多选提示。例如："下列词语中哪一个是刚才记过的：鼻子、面孔、手掌？"

各词的分类提示和（或）多选提示如下：身体的一部分，鼻子、面孔、手掌；天鹅绒：一种纺织品，棉布、的确良、天鹅绒；教堂：一座建筑，教堂、学校、医院；菊花：一种花，玫瑰、菊花、牡丹；红色：一种颜色，红色、蓝色、绿色。

评分：线索回忆不记分。线索回忆只用于临床目的，为检查者分析患者的记忆障碍类型提供进一步的信息。对于提取障碍导致的记忆缺陷，线索可提高回忆成绩；如果是编码障碍，则线索无助于提高回忆成绩。

8. 定向

指导语："告诉我今天是什么日期？"，如果患者回答不完整，则可以分别提示患者："告诉我现在是哪年，哪月，今天确切日期，星期几。"然后再问："告诉我这是什么地方，它在哪个城市？"

评分：每正确回答一项给1分。患者必须回答准确的日期和地点（医院、诊所、办公室的名称），日期上多一天或少一天都算错误不给分。

（四）对 MoCA 量表的补充说明

北京协和医院与 Z.Nasreddine 协商中文版蒙特尔评估量表（MoCA），对英文原版 MoCA 进行几处修改，使其更适合我国国情。具体修改如下：

（1）命名项中将"犀牛"的图片改换为中国人熟悉的"牛"的图片。

（2）将记忆条目中的"天鹅绒""教堂"分别改为中国人熟知的"丝绸"和"宾馆"。与此对应，延迟回忆中也同时做了相应改动。

（3）将注意项目中一组字母"FBACMNAAJKLBAFAKDEAAAJAMOFAAB"改为众人熟知的一组数字"5213941180621519451114190511 2"，要求读出下列数字，每当数字"1"出现时，患者必须用手敲打一下桌面，错误数大于或等于2个不给分。

（4）将语言项目中重复的话"我只知道今天李明是帮过忙的人"和"当狗在房间里的时候，猫总是藏在沙发下"更改为更符合中国人习惯的两句话"他出去以后还没有回来""当他回到家的时候，发现屋子里坐满了朋友"。

（5）在语言的流畅性测试条目中，原为流畅性/固定开头词语"请您尽量多地说出以'发'字开头的词语或俗语，如'发财'"。我给您 1 分钟时间，您说得越多越好，尽量不要重复"调整为"流畅性：在 1 分钟内尽可能多地说出动物的名字（＜70 岁：N ≥ 17；70~80 岁：N ≥ 14；＞80 岁：N ≥ 10）。"

六、简易智力检测量表

（一）量表简介

简易智力检测量表（abbreviated mental test score，AMTS）由英国的 Tomlinson 和 Roth 于 1968 年编制，主要用于老年人阿尔茨海默症的筛查。该量表最初由 26 个关于测试记忆和方向定位的问题组成，随着对量表的深入研究和分析发现，量表的某些内容在辨别老年人是否存在精神障碍方面存在较大差异。因此，研究者们对源量表中的某些条目进行修订和调整，形成简化版量表。目前，简化后的量表主要用于评估老年人的认知损伤程度。

（二）量表内容

简化后的量表共由 10 个问题组成，包括定向力、记忆力、注意力、回忆及语言等 5 个维度的内容，量表总分 10 分，每项回答或操作正确得 1 分，错误得 0 分，总分为 0~10 分（表 4-5）。得分低于 8 分时表示老年人认知下降；有研究将认知下降的得分更加细化，划分认知下降的分界值为：教育年限为 0~6 年，得分 ≤ 6 分认为认知损伤；教育年限在 6 年以上，得分 ≤ 8 分认为认知损伤。整个测试约需 3 分钟。

表 4-5 简易智力检测量表（AMTS）

项目	得分
1. 请说出您的年龄	1 分
2. 请您告诉我现在的时间	1 分
3. 我现在告诉您我们这儿的地址，请您跟我说一遍并记住，过一会儿我还要问您：（东单大华路 1 号）	
4. 请您告诉我今年是哪一年（或今年是什么生肖年）	1 分

续表

项目	得分
5. 请您告诉我我们单位的名称，注意：不能提醒受试者这是医院，如果受试者回答是医院，可继续问：是哪家医院	1分
	1分
6. 请您告诉我我是做什么工作的 注意：回答是医生、大夫或是医院工作人员均可给分	1分
7. 请告诉我您的生日	1分
8. 请您告诉我我们国家的国庆节是哪一天	1分
9. 请您告诉我我们国家现在的主席是谁	1分
10. 请您按顺序从 20 倒数到 1	1分
11. 请您告诉我我们这儿的地址，我刚才和您说过	1分

（三）使用方法及注意事项

（1）第 1 题，患者回答的年龄在其实际年龄 ±5 岁，均为正确。

（2）第 2 题，患者回答当时的具体时间或只回答上午 / 下午，夜晚，均为正确。

（3）第 4 题，不能提醒受试者这是医院，如果受试者回答是医院，可继续问是哪家医院。患者回答的年份在实际年份 ±1 年，均为正确。

（4）第 5 题，患者回答是医生、大夫或是医院工作人员均可给分。

（5）第 10 题，患者必须由 20 倒数至 1 并完全正确，该题才能记 1 分。

第二节　抑郁评估

老龄化与抑郁症之间的相关性越来越密切，多项临床研究显示老年人群中抑郁症的发病率有增高的趋势。老年抑郁症通常由生理衰老和精神衰退相关疾病、社交或经济困难等直接原因和反应性机制引起。由于对心理问题缺乏足够重视，许多老年患者不主动就医，加上老年人抑郁障碍表现不典型，尤其是其他合并症掩盖了该病的症状和体征时，临床医生很难对老年抑郁做出明确诊断。而借助量表可对老年抑郁症进行筛查、评估和监测治疗。目前，常用的抑郁评估量表包括抑郁自评量表、汉密尔顿抑郁量表、老年抑郁量表、贝克抑郁量表和患者健康问卷。

一、抑郁自评量表

（一）量表简介

抑郁自评量表（self-rating depression scale，SDS）由 William W. K. Zung 于 1965 年编制。该量表为自评量表，操作方便，易于掌握，一般在 5~10 分钟完成，可用于抑郁症状的筛查、评定抑郁的严重程度以及采取治疗措施后抑郁程度的变化。Zung 等对该量表进行了信效度检验，奇偶折半信度系数为 0.92；与 Beck 抑郁问卷（Beck depression inventory，BDI）、Hamilton 抑郁量表（Hamilton depression scale，HAMD）的评分之间具有高度的相关性。

（二）量表内容

抑郁自评量表（SDS）用于评定个体最近 1 周内症状的出现频度。包括 20 个条目（表 4-6），每个条目采用 1~4 级评分：1= 没有或很少时间，2= 少部分时间，3= 相当多时间，4= 绝大部分或全部时间。其中 10 个条目是反向计分（2、5、6、11、12、14、16、17、18、20）。计算总分时，先将反向计分的条目进行分值转换后（$1 \to 4$，$2 \to 3$，$3 \to 2$，$4 \to 1$），再将 20 个条目得分相加，即得到粗分，得分范围为 20~80 分。粗分 > 40 分为有抑郁症状，分值越高，抑郁程度越严重；将粗分乘以 1.25，四舍五入取整数部分，即得到标准分，标准分 > 50 分为有抑郁症状；此外，也可以将粗分除以 80，计算出抑郁严重度指数，范围为 0.25~1.00，该指数 $\geqslant 0.50$ 为有抑郁症状，其中 0.50~0.59 为轻微至轻度抑郁，0.60~0.69 为中至重度抑郁，$\geqslant 0.70$ 为重度抑郁。量表协作组对 1340 例中国正常人进行测评，总粗分为（33.46 ± 8.55）分，标准分为（41.88 ± 10.57）分，可作为该量表的国内常模。

表 4–6　抑郁自评量表（SDS）

指导语： 下面有 20 条描述，请您仔细阅读每一条，把意思弄明白，根据您最近一星期的实际情况，在每一条后面适当的选项数字上打"√"。

序号	项目	没有或很少时间	少部分时间	相当多时间	绝大部分或全部时间
1	我觉得闷闷不乐，情绪低沉	1	2	3	4
2	我觉得一天之中早晨最好	1	2	3	4
3	我一阵阵地哭出来或者觉得想哭	1	2	3	4
4	我晚上睡眠不好	1	2	3	4
5	我吃的跟平常一样多	1	2	3	4
6	我与异性密切接触时和以往一样感到愉快	1	2	3	4
7	我发觉我的体重在下降	1	2	3	4
8	我有便秘的苦恼	1	2	3	4
9	我心跳比平时快	1	2	3	4
10	我无缘无故感到疲乏	1	2	3	4
11	我的头脑跟平常一样清楚	1	2	3	4
12	我觉得做以前经常做的事并没有困难	1	2	3	4
13	我觉得不安而平静不下来	1	2	3	4
14	我对将来抱有希望	1	2	3	4
15	我比平常容易激动	1	2	3	4
16	我觉得作出决定是容易的	1	2	3	4
17	我觉得自己是个有用的人，有人需要我	1	2	3	4
18	我的生活过得很有意思	1	2	3	4
19	我认为如果我死了别人会生活得好些	1	2	3	4
20	平常感兴趣的事我仍然照样感兴趣	1	2	3	4

（三）使用方法及注意事项

（1）以自评方式完成测评：在告知指导语后，可让被试者自己填写，或由工作人员逐条念给被试者，根据被试者的口头回答代为填写。

（2）注意量表的测评时间：该量表测评的是最近一周内各种症状的出现频度，因此在测评时，应强调评定的是"最近一星期"的情况；同时，避免在同一周内进行2次或多次测评。

（3）注意隐去"抑郁"一词：由于抑郁带有一定程度的负性色彩，为了避免被试者有意回避或拒绝测试，调查问卷中不要出现"抑郁"一词，注意隐去量表的名称；同时，在指导语和测评过程中，避免提及"抑郁"二字，可用"感受""情绪状态""心理状态"等词代替。

（4）注意反向计分条目的转换：计算总分时，注意先将2、5、6、11、12、14、16、17、18、20这10个反向计分条目的原始评分转换过来（$1 \rightarrow 4$，$2 \rightarrow 3$，$3 \rightarrow 2$，$4 \rightarrow 1$），再把20个条目的得分相加。

（5）判定结果时的注意事项：判定有无抑郁时，要分清是粗分，还是标准分，两者的界值分别是40分和50分，不要将两者混淆。

（6）与国内常模的比较：研究者可采用单样本t检验，将在某人群测得的结果与国内常模进行比较。但需注意，量表提供的常模是按粗分计算的，应以调查所得的粗分与常模进行比较，不能以标准分与常模进行比较。

二、汉密尔顿抑郁量表

（一）量表简介

汉密尔顿抑郁量表（Hamilton depression scale，HAMD）由 Hamilton 于1960年编制，是目前使用最广泛的抑郁评估工具。本量表有17项、21项和24项3种版本，这里介绍的是24项版本（表4-7），需要15~20分钟完成。本量表适用于有抑郁症状的成年患者，可用于抑郁症、躁郁症、神经症等多种疾病的抑郁症状的评定，尤其适用于抑郁症。然而，本量表对抑郁症与焦虑症却不能较好地进行鉴别，因为两者都有类似的项目。HAMD属于他评量表，具有很好的信度和效度，能较敏感地反映抑郁症状的变化，并被认为是疗效研究的最佳评估量表之一。

（二）量表内容

汉密尔顿抑郁量表（HAMD）是临床上评定抑郁状态时最常用的量表。该量表有 24 个条目（表 4-7），大部分项目采用 0~4 分的 5 级评分法：0= 无，1= 轻度，2= 中度，3= 重度，4= 很重；少数项目评分为 0~2 分的 3 级评分法：0= 无，1= 轻 – 中度，2= 重度。得分范围为 0~78 分，其总分能较好地反映抑郁症的严重程度，总分越低，病情越轻。总分 < 8 分为正常，8~20 分为可能有抑郁症，20~35 分为肯定有抑郁症，> 35 分为严重抑郁症。使用不同项目量表的严重程度标准不同，如在 17 项版本则分别为 7 分、17 分和 24 分。

依据各项目反映的症状特点，HAMD 可分为 7 类因子结构。分别为：①焦虑 / 躯体化，由精神性焦虑、躯体性焦虑、胃肠道症状、疑病、自知力和全身症状 6 项组成；②体重，即体重减轻 1 项；③认知障碍，包括有罪感、自杀、激越、人格或现实解体、偏执症状和强迫症状 6 项；④日夜变化，仅日夜变化 1 项；⑤迟缓，由抑郁情绪、工作和兴趣、迟缓和性症状 4 项组成；⑥睡眠障碍，由入睡困难、睡眠不深和早醒 3 项组成；⑦绝望感，由能力减退感、绝望感和自卑感 3 项组成。因子分可以更简单明了地反映抑郁患者的精神病理学特点，同时也可反映心理或药物干预前后靶症状的变化特点。

表 4-7　汉密尔顿抑郁量表（HAMD）

指导语：请回答您最近一星期内的感受，仔细阅读下列每句话，请在"得分"处填写符合您实际感受的选项数字。

序号	条目	评定标准	评分	得分
1	抑郁情绪（沮丧、无望、无助、无用）	没有	0	
		只在问到时才诉述	1	
		在访谈中自发地表达	2	
		不用言语也可以从表情、姿势、声音或欲哭中流露出这种情绪	3	
		患者的自发语言和非语言（表情、动作）几乎完全表现为这种情绪	4	

续表

序号	条目	评定标准	评分	得分
2	有罪感	没有	0	
		责备自己，感到自己已连累他人	1	
		认为自己犯了罪，或反复思考以往的过失和错误	2	
		认为目前的疾病是对自己错误的惩罚，或有罪恶妄想	3	
		罪恶妄想伴有指责或威胁性幻觉	4	
3	自杀	没有	0	
		觉得活着没有意义	1	
		希望自己已经死去，或常想到与死有关的事	2	
		消极观念（自杀念头）	3	
		有严重自杀行为	4	
4	入睡困难（失眠早期）	入睡无困难	0	
		主诉有时有入睡困难，上床半小时后仍不能入睡	1	
		主诉每晚均有入睡困难	2	
5	睡眠不深（失眠中期）	没有	0	
		睡眠浅，多噩梦	1	
		半夜（晚上 12 点钟以前）曾醒来（不包括上厕所）	2	
6	早醒（失眠末期）	没有	0	
		有早醒，比平时早醒 1 小时，但能重新入睡	1	
		早醒后无法重新入睡	2	
7	工作和兴趣	没有困难	0	
		提问时才诉述	1	
		自发地直接或间接表达对活动、工作或学习失去兴趣，如感到无精打采、犹豫不决，不能坚持或需强迫自己去工作或活动	2	
		病室劳动或娱乐不满 3 小时	3	
		因目前的疾病而停止工作，住院受试者不参加任何活动或者没有他人帮助便不能完成病室日常事务	4	

续表

序号	条目	评定标准	评分	得分
8	迟缓 （思维和语言缓慢，注意力难以集中，主动性减退）	言语和思维正常	0	
		精神检查中发现轻度迟缓	1	
		精神检查中发现明显迟缓	2	
		精神检查进行困难	3	
		完全不能回答问题（木僵）	4	
9	激越	没有	0	
		检查时有些心神不定	1	
		明显心神不定或小动作多	2	
		不能静坐，检查中曾起立	3	
		搓手、咬手指、扯头发、咬嘴唇	4	
10	精神性焦虑	没有	0	
		问到时才诉述	1	
		自发地表达	2	
		表情和言谈流露出明显忧虑	3	
		明显惊恐	4	
11	躯体性焦虑	没有	0	
		轻度	1	
		中度，有肯定的上述症状	2	
		重度，上述症状严重，影响生活或需要处理	3	
		严重影响生活和活动（焦虑的生理症状，包括口干、腹胀、腹泻、呃逆、腹绞痛、心悸、头痛、过度换气和叹息，以及尿频和出汗等）	4	
12	胃肠道症状	没有	0	
		食欲减退，但不需他人鼓励便自行进食	1	
		进食需他人催促或请求，或需要应用泻药或助消化药	2	
13	全身症状	没有	0	
		四肢、背部或颈部沉重感，背痛，头痛，肌肉疼痛，全身乏力或疲倦	1	
		上述症状明显	2	

续表

序号	条目	评定标准	评分	得分
14	性症状 （性欲减退、月经紊乱等）	没有	0	
		轻度	1	
		重度	2	
		不能肯定，或该项对被评者不适合（不计入总分）		
15	疑病	没有	0	
		对身体过分关注	1	
		反复考虑健康问题	2	
		有疑病妄想	3	
		伴幻觉的疑病妄想	4	
16	体重减轻	没有	0	
		受试者诉述可能有体重减轻（按病史评定）一周内体重减轻超过 0.5 kg（按体重记录评定）	1	
		肯定体重减轻（按病史评定）一周内体重减轻超过 1 kg（按体重记录评定）	2	
17	自知力	知道自己有病，表现为抑郁	0	
		知道自己有病，但归于伙食太差、环境问题、工作过忙、病毒感染或需要休息等	1	
		完全否认有病	2	
18	日夜变化	早晚情绪无区别	0	
		早晨或傍晚轻度加重	1	
		早晨或傍晚严重	2	
19	人格或现实解体（非真实感或虚无妄想）	没有	0	
		问及时才诉述	1	
		自发诉述	2	
		有虚无妄想	3	
		伴幻觉的虚无妄想	4	

序号	条目	评定标准	评分	得分
20	偏执症状	没有	0	
		有猜疑	1	
		有牵连观念	2	
		有关系妄想或被害妄想	3	
		伴有幻觉的关系妄想或被害妄想	4	
21	强迫症状（强迫思维和强迫行为）	没有	0	
		问及时才诉述	1	
		自发诉述	2	
22	能力减退感	没有	0	
		仅于提问时方引出主观体验	1	
		主动表示能力减退感	2	
		需鼓励、指导和安慰才能完成病室日常事务或个人卫生	3	
		穿衣、梳洗、进食、铺床或个人卫生均需他人协助	4	
23	绝望感	没有	0	
		有时怀疑"情况是否会好转"，但解释后能接受	1	
		持续感到"没有希望"，但解释后能接受	2	
		对未来感到灰心、悲观和失望，解释后不能排除	3	
		自动地反复诉述"我的病不会好了"或诸如此类的情况	4	
24	自卑感	没有	0	
		仅在询问时诉述有自卑感（我不如他人）	1	
		自动地诉述有自卑感（我不如他人）	2	
		患者主动诉述："我一无是处"或"低人一等"，与评2分者只是程度的差别	3	
		自卑感达妄想的程度，例如"我是废物"类似情况	4	

（三）使用方法及注意事项

（1）应由经过培训的两名评定者对被评定者进行联合检查，待检查结束后，两名评定员独立评分。

（2）一般采用交谈与观察的方式。第 8、9 及第 11 项依据对患者的观察进行评定；其余各项则根据患者自己的口头叙述评分；其中第 1 项需两者兼顾。此外，第 7 项需向患者家属或病房工作人员收集资料；第 16 项最好根据体重记录，也可依据患者主诉及其家属或病房工作人员所提供的资料评定。

（3）在评估心理或药物干预前后抑郁症状的改善情况时，首先在入组时评定当时或入组前一周的情况，然后在干预 2~6 周后再次评定来比较抑郁症状严重程度和症状谱的变化。

三、老年抑郁量表

（一）量表简介

老年抑郁量表（the geriatric depress scale，GDS）由 Brink 等于 1982 年编制，是专门用于老年人群的抑郁筛查量表。随着机体的老化，老年人在躯体方面的主诉增多，一些躯体主诉和活力减少在老年人群中属于正常范围，如果使用抑郁自评量表（SDS）进行评定，会增加假阳性率。GDS 针对老年人群的特点，可更敏感地筛查出老年抑郁患者特有的躯体症状。Brink 等对该量表进行了信效度测试，其内部一致性信度 Cronbach's α 系数为 0.94；GDS 与抑郁自评量表（SDS）、汉密尔顿抑郁量表（HAMD）的相关系数均为 0.82。

（二）量表内容

老年抑郁量表（GDS）用于评定老年人最近一周内的感受。包括 30 个条目（表 4-8），每个条目分为"是""否"2 个选项，在测评时，先将"是"计为 1 分，"否"计为 0 分。其中有 10 个条目（1、5、7、9、15、19、21、27、29、30）是反向计分（回答"否"表示存在抑郁倾向），其余 20 个条目是正向计分（回答"是"表示存在抑郁倾向）。计算总分时，先将反向计分的条目进行分值转换后（0→1，1→0），再将 30 个条目的得分相加。总分范围为 0~30 分，得分越高，表示抑郁情绪越严重。其中，0~10 分为正常范围，11~20 分为轻度抑郁，21~30 分为重度抑郁。

表 4-8　老年抑郁量表（GDS）

指导语： 请回答您最近一星期内的感受，仔细阅读下列每句话，在符合您实际感受的选项数字上打"√"。

序号	条目	是	否
1	你对你的生活基本满意吗？	1	0
2	你是否丧失了很多兴趣和爱好？	1	0
3	你感到生活空虚吗？	1	0
4	你经常感到无聊吗？	1	0
5	你对未来充满希望吗？	1	0
6	你是否感到烦恼无法摆脱头脑中的想法？	1	0
7	大部分的时间你都精神抖擞吗？	1	0
8	你是否觉得有什么不好的事情要发生而感到很害怕？	1	0
9	大部分时间你都觉得快乐吗？	1	0
10	你经常感到无助吗？	1	0
11	你是否经常感到不安宁或坐立不安？	1	0
12	你是否宁愿呆在家里而不愿去干新鲜事？	1	0
13	你是否经常担心将来？	1	0
14	你是否觉得你的记忆力有问题？	1	0
15	你觉得现在活着很精彩？	1	0
16	你是否经常感到垂头丧气、无精打采？	1	0
17	你是否感到现在很没用？	1	0
18	你是否为过去的事担心很多？	1	0
19	你觉得生活很兴奋吗？	1	0
20	你是否觉得学习新鲜事物很困难？	1	0

续表

序号	条目	是	否
21	你觉得精力充沛吗？	1	0
22	你觉得你的现状毫无希望吗？	1	0
23	你是否觉得大部分人都比你活得好？	1	0
24	你是否经常把小事情弄得很糟糕？	1	0
25	你是否经常有想哭的感觉？	1	0
26	你集中注意力有困难吗？	1	0
27	你喜欢每天早晨起床的感觉吗？	1	0
28	你是否宁愿不参加社交活动？	1	0
29	你作决定很容易吗？	1	0
30	你的头脑还和以前一样清楚吗？	1	0

（三）使用方法及注意事项

（1）以自评方式完成测评：在告知指导语后，可由工作人员逐句询问老年人，根据老年人的口头回答代为填写；也可让老年人自己阅读和填写。

（2）注意量表的测评时间：该量表测评的是最近一周内各种症状的出现情况，因此在测评时，应强调评定的是"最近一星期内"的情况；同时，避免在同一周内进行2次或多次测评。

（3）注意隐去"抑郁"一词：由于抑郁带有一定程度的负性色彩，尤其老年人对抑郁一词更为敏感，为了避免老年人有意回避或拒绝测试，调查问卷中不要出现"抑郁"一词，注意隐去量表的名称；同时，在指导语和测评过程中，避免提及"抑郁"二字，可用"感受""情绪状态""心理状态"等词代替。在测评过程中，如果老年人出现强烈的情绪反应，如哽咽、哭泣，要立即停止测评，待其情绪平复后再测。

（4）注意反向计分条目的转换：计算总分时，注意先将1、5、7、9、15、19、21、27、29、30这10个反向计分条目的原始评分转换过来（1→0，0→1），再把30个条目的得分相加。

四、贝克抑郁量表

（一）量表简介

贝克抑郁量表（Beck depression inventory，BDI）是美国心理学家贝克等于1967年编制的。该量表属于自评量表，操作比较简单，应用很广泛。国外研究表明，在老年人灵敏度可达93%，特异度为81%。但也有人认为该量表的条目过于复杂，尤其不适用于认知障碍、交流障碍或听力障碍的老年人。

（二）量表内容

贝克抑郁量表（BDI）是国际上测量抑郁程度所广泛使用的量表之一，既可用于筛查抑郁症，也可用于评价患者抑郁的严重程度，包括21组项目（表4-9），每组有4句陈述，每句陈述分别代表4级评分中的0~3分。各项目评分相加得总分，得分范围为0~63分，根据总分高低评定有无抑郁和抑郁严重程度，总分越高，表示抑郁程度越严重。总分0~4分为无抑郁或极轻微的抑郁；5~13分为轻度抑郁；14~20分为中度抑郁；≥21分为重度抑郁。

表4-9　贝克抑郁量表（BDI）

指导语：请回答您最近一星期内的感受，仔细阅读下列每句话，请在"得分"处填写符合您实际感受的选项数字。

序号	评估内容	评分	得分
A	我不感到悲伤	0	
	我感到悲伤	1	
	我始终悲伤，不能自制	2	
	我太悲伤或不愉快，不堪忍受	3	
B	我对将来并不失望	0	
	对未来我感到心灰意冷	1	
	我感到前景黯淡	2	
	我觉得将来毫无希望，无法改善	3	

续表

序号	评估内容	评分	得分
C	我没有感到失败	0	
	我觉得比一般人失败要多些	1	
	回首往事，我能看到的是很多次失败	2	
	我觉得我是一个完全失败的人	3	
D	我从各种事件中得到很多满足	0	
	我不能从各种事件中感受到乐趣	1	
	我不能从各种事件中得到真正的满足	2	
	我对一切事情不满意或感到枯燥无味	3	
E	我不感到有罪过	0	
	我在相当的时间里感到有罪过	1	
	我在大部分时间里觉得有罪	2	
	我在任何时候都觉得有罪	3	
F	我没有觉得受到惩罚	0	
	我觉得可能会受到惩罚	1	
	我预料将受到惩罚	2	
	我觉得正受到惩罚	3	
G	我对自己并不失望	0	
	我对自己感到失望	1	
	我讨厌自己	2	
	我恨自己	3	
H	我觉得并不比其他人更不好	0	
	我要批判自己的弱点和错误	1	
	我在所有的时间里都责备自己的错误	2	
	我责备自己把所有的事情都弄坏了	3	
I	我没有任何想弄死自己的想法	0	
	我有自杀想法，但我不会去做	1	
	我想自杀	2	
	如果有机会我就自杀	3	

续表

序号	评估内容	评分	得分
J	我哭泣与往常一样	0	
	我比往常哭得多	1	
	我现在一直要哭	2	
	我过去能哭，但现在要哭也哭不出来	3	
K	和过去相比，我现在生气并不更多	0	
	我现在比往常更容易生气发火	1	
	我觉得现在所有的时间都容易生气	2	
	过去使我生气的事，现在一点也不能使我生气了	3	
L	我对其他人没有失去兴趣	0	
	和过去相比，我对别人的兴趣减少了	1	
	我对别人的兴趣大部分失去了	2	
	我对别人的兴趣已全部丧失了	3	
M	我作决定和过去一样好	0	
	我推迟作出决定比过去多了	1	
	我作决定比以前困难大得多	2	
	我再也不能作出决定了	3	
N	觉得我的外表看上去并不比过去更差	0	
	我担心自己看上去显得老了，没有吸引力	1	
	我觉得我的外貌有些变化，使我难看了	2	
	我相信我看起来很丑陋	3	
O	我工作和以前一样好	0	
	要着手做事，我现在需额外花些力气	1	
	无论做什么我必须努力催促自己才行	2	
	我什么工作也不能做了	3	
P	我睡觉与往常一样好	0	
	我睡眠不如过去好	1	
	我比往常早醒1~2小时，难以再睡	2	
	我比往常早醒几个小时，不能再睡	3	

续表

序号	评估内容	评分	得分
Q	我并不感到比往常更疲乏	0	
	我比过去更容易感到疲乏无力	1	
	几乎不管做什么，我都感到疲乏无力	2	
	我太疲乏无力，不能做任何事情	3	
R	我的食欲和往常一样	0	
	我的食欲不如过去好	1	
	我现在的食欲差得多了	2	
	我一点也没有食欲了	3	
S	最近我的体重并无很大减轻	0	
	我的体重下降 2.27 kg 以上	1	
	我的体重下降 5.54 kg 以上	2	
	我的体重下降 7.81 kg 以上	3	
T	我对健康状况并不比往常更担心	0	
	我担心身体上的问题，如疼痛、胃不适或便秘	1	
	我很担心身体问题，想别的事情很难	2	
	我对身体问题如此担忧，以致不能想其他任何事情	3	
U	我没有发现自己对性的兴趣最近有什么变化	0	
	我对性的兴趣比过去降低了	1	
	我现在对性的兴趣大大下降	2	
	我对性的兴趣已经完全丧失	3	

五、患者健康问卷

（一）量表简介

患者健康问卷（patient health questionnaire，PHQ）是精神障碍基础护理评估（the primary care evaluation of mental disorders，PRIME-MD）中一个长达 3 页的自评版量表，由患者自行回答，用于筛查《精神障碍诊断与统计手册》（diagnostic and statistical manual of mental disorders，DSM-Ⅳ）中 5 种常见的功能紊乱：抑郁、

焦虑、躯体症状、酒精依赖和饮食紊乱,辅助初级保健医生进行精神障碍诊断。

PHQ-9 是 PHQ 量表中抑郁自评量表部分,只有 9 个条目,都是基于 DSM-IV 中对抑郁症状的描述。PHQ-9 是一个简便、有效的抑郁障碍自评量表,具有明确的敏感性和特异性,对评估抑郁障碍有良好的逻辑相关性。经反复实践与应用,现已被翻译成多种语言,广泛应用于基层医疗单位作为一种筛查工具。

(二)量表内容

患者健康问卷(PHQ-9)包括 9 个条目(表 4-10),均采用 0~3 分的 4 级评分法:0= 完全不会,1= 好几天,2= 一半以上时间,3= 几乎每天。得分范围为 0~27 分,其总分能较好地反映抑郁症的严重程度,总分越低,病情越轻。总分 0~4 分:没有抑郁症,注意自我保重;5~9 分:轻度抑郁症,建议咨询心理医生或心理医学工作者;10~14 分:中度抑郁症,最好咨询心理医生或心理医学工作者;15~19 分:中重度抑郁症,建议咨询心理医生或精神科医生;20~27 分:重度抑郁症,一定要看心理医生或精神科医生。

表 4-10　患者健康问卷(PHQ-9)

指导语:下面有 9 条描述,请您仔细阅读每一条,在过去的两周里,您生活中以下症状出现的频率有多少?在每一条后面适当的选项数字上打"√"。

序号	条目	完全不会	好几天	一半以上时间	几乎每天
1	做事时提不起劲或没有兴趣	0	1	2	3
2	感到心情低落、沮丧或绝望	0	1	2	3
3	入睡困难、睡不安稳或睡眠过多	0	1	2	3
4	感觉疲倦或没有活力	0	1	2	3
5	厌食或吃太多	0	1	2	3
6	觉得自己很糟,或觉得自己很失败,或让自己或家人失望	0	1	2	3
7	对事物专注有困难,例如阅读报纸或看电视时不能集中注意力	0	1	2	3

续表

序号	条目	完全不会	好几天	一半以上时间	几乎每天
8	动作或说话速度缓慢到别人已经觉察？或正好相反，烦躁或坐立不安、动来动去的情况更胜于平常	0	1	2	3
9	有不如死掉或用某种方式伤害自己的念头	0	1	2	3

（三）使用方法及注意事项

（1）评定时间范围应是"过去两周"内的自我症状。

（2）项目1、4、9，任何一题得分＞1（即选择2、3），需要关注；项目1、4，代表着抑郁的核心症状；项目9代表有自伤意念。

第三节　焦虑评估

焦虑是个体感受到威胁时的一种紧张的、不愉快的情绪状态，表现为紧张、不安、烦躁、失眠等，但无法说出明确的焦虑对象。虽然焦虑是社区老年人最常见的情感障碍，患病率甚至超过抑郁，但是相比痴呆和抑郁，关于老年人焦虑的研究较少。老年焦虑症是发生在老年期，表现为以现实处境不相称的、没有明确对象和具体内容的担心和焦虑，并伴有明显的自主神经症状、肌肉紧张和运动不安为特征的神经症型障碍。综合医院老年科门诊及病房的老年焦虑症的患者，常被误诊为高血压、冠心病、胃肠紊乱，即使确诊为焦虑症，经过药物治疗仍然不能改善症状。对于这类老年患者，给予心理干预可取得较好的效果。目前，常用的焦虑评估量表包括焦虑自评量表、汉密尔顿焦虑量表、贝克焦虑量表和状态－特质焦虑问卷。

一、焦虑自评量表

（一）量表简介

焦虑自评量表（self-rating anxiety scale，SAS）由 William W. K. Zung 于 1971 年编制。该量表为自评量表，操作方便，易于掌握，一般在 5~10 分钟完成，可用于各种人群中焦虑状态症状的筛查。

（二）量表内容

焦虑自评量表（SAS）用于评定个体最近一周内各种症状出现的频度。包括 20 个条目（表 4-11），每个条目采用 1~4 评分，1= 没有或很少时间，2= 少部分时间，3= 相当多时间，4= 绝大部分或全部时间。其中有 5 个条目（5、9、13、17、19）为反向计分。计算总分时，先将反向计分的条目进行分值转换后（1→4，2→3，3→2，4→1），再将 20 个条目得分相加得到粗分，得分范围为 20~80 分。粗分 > 40 分为有焦虑存在，得分越高，焦虑倾向越明显；将粗分乘以 1.25，四舍五入取整数部分，即得到标准分，标准分 > 50 分为有焦虑存在。量表协作组队对 1158 例中国正常人进行测评，粗分为（29.78±10.07）分，可作为该量表的国内常模。

表 4-11　焦虑自评量表（SAS）

指导语： 下面有 20 条描述，请您仔细阅读每一条，把意思弄明白，根据您最近一星期的实际情况，在每一条后面适当的选项数字上打"√"。

序号	条目	没有或很少时间	少部分时间	相当多时间	绝大部分或全部时间
1	我觉得比平常容易紧张或着急	1	2	3	4
2	我无缘无故地感到害怕	1	2	3	4
3	我容易心里烦乱或觉得惊恐	1	2	3	4
4	我觉得我可能将要发疯	1	2	3	4

续表

序号	条目	没有或很少时间	少部分时间	相当多时间	绝大部分或全部时间
5	我觉得一切都很好，也不会发生什么不幸	1	2	3	4
6	我手脚发抖打颤	1	2	3	4
7	我因为头痛、颈痛和背痛而苦恼	1	2	3	4
8	我感觉容易衰弱和疲乏	1	2	3	4
9	我觉得心平气和，并且容易安静坐着	1	2	3	4
10	我觉得心跳得很快	1	2	3	4
11	我因为一阵阵头晕而苦恼	1	2	3	4
12	我有晕倒发作，或觉得要晕倒似的	1	2	3	4
13	我吸气呼气都感到很容易	1	2	3	4
14	我的手脚麻木和刺痛	1	2	3	4
15	我因为胃痛和消化不良而苦恼	1	2	3	4
16	我常常要小便	1	2	3	4
17	我的手脚常常是干燥温暖的	1	2	3	4
18	我脸红发热	1	2	3	4
19	我容易入睡，并且整夜睡得很好	1	2	3	4
20	我做恶梦	1	2	3	4

（三）使用方法及注意事项

（1）以自评方式完成测评：在告知指导语后，可让被试者自己填写，或由工作人员逐条念给被试者，根据被试者的口头回答代为填写。

（2）注意量表的测评时间：该量表测评的是最近一周内各种症状的出现频度，因此在测评时，应强调评定的是"最近一星期"的情况；同时，避免在同一周内进行2次或多次测评。如果必须在短时间内观察焦虑动态变化，可使用状态焦虑量表。

（3）注意隐去"焦虑"一词：在测评时，注意隐去量表的名称；同时，在指导语及测评过程中，不要提及"焦虑"二字，以免通过暗示作用增加被试者的焦虑情绪，影响测评结果。

（4）注意反向计分条目的转换：计算总分时，注意先将5、9、13、17、19这5个反向计分条目的原始评分转换过来（1→4，2→3，3→2，4→1），再把20个条目的得分相加。

（5）判定结果时的注意事项：判定有无焦虑时，要分清是粗分还是标准分，两者的界值分别是40分和50分，不要混淆。

（6）与国内常模的比较：研究者可采用单样本 t 检验，将在某人群测得的结果与国内常模进行比较。但需注意，量表提供的常模是按粗分计算的，应以调查所得的粗分与常模进行比较，不能以标准分与常模进行比较。

二、汉密尔顿焦虑量表

（一）量表简介

汉密尔顿焦虑量表（Hamilton anxiety scale，HAMA）由汉密尔顿（Hamilton）于1959年编制，是临床医师最常用的焦虑量表，适用于有焦虑症状的成年人。该量表长度适中、简便易行，需要15~20分钟完成。《CCMD-3中国精神疾病诊断标准》将其列为焦虑症的重要诊断工具，临床上常将其用于焦虑症的诊断及程度划分的依据，但不大适宜估计各种精神病时的焦虑状态。同时，与汉密尔顿抑郁量表（HAMD）相比，有些重复的项目，如抑郁心境、躯体性焦虑、胃肠道症状及失眠等，故对焦虑症与抑郁症不能很好地进行鉴别。HAMA属于他评量表，能很好地反映病情严重程度。

（二）量表内容

汉密尔顿焦虑量表（HAMA）包括14个项目（表4-12），所有项目采用0~4分的5级评分法：0=无症状，1=轻度，2=中等，3=重度，4=极重，得分范围为0~56分。HAMA总分能较好地反映焦虑症状的严重程度，总分越高病情越重；也可以用来评价患者焦虑症状的严重程度和对各种药物、心理干预效果的评估。按照我国量表协作组提供的资料：总分≥29分，可能为严重焦虑；≥21分，肯定有明显焦虑；≥14分，肯定有焦虑；超过7分，可能有焦虑；如小于7分，便没有焦虑症状。

依据各项目反映的症状特点，HAMA分躯体性和精神性两大类因子结构：①躯体性焦虑（somatic anxiety）：由肌肉系统、感觉系统、心血管系统症状、呼吸系统症状、胃肠道症状、生殖泌尿系统症状和自主神经系症状7项组成。②精神性焦虑（psychic anxiety）：由焦虑心境、紧张、害怕、失眠、认知功能、抑郁心境以及会谈时行为表现7项组成。通过因子分析，不仅可以具体反映患者的精神病理学特点，还可以反映靶症状群的治疗结果。

表4-12 汉密尔顿焦虑量表（HAMA）

指导语： 请回答您最近一星期内的感受，仔细阅读下列每句话，请在"得分"处填写符合您实际感受的选项数字。

序号	评估项目	评估内容	评估选项					得分
			无症状	轻度	中等	重度	极重	
1	焦虑心境	担心、担忧，感到有最坏的事将要发生，容易激惹	0	1	2	3	4	
2	紧张	紧张感、易疲劳、不能放松，情绪反应，易哭、颤抖、感到不安	0	1	2	3	4	
3	害怕	害怕黑暗、陌生人、一人独处、动物、乘车或旅行及人多的场合	0	1	2	3	4	
4	失眠	难以入睡、易醒、睡得不深、多梦、梦魇、夜惊、醒后感疲倦	0	1	2	3	4	
5	认知功能	注意力不能集中，记忆力差（或称记忆、注意障碍）	0	1	2	3	4	
6	抑郁心境	丧失兴趣、对以往爱好缺乏快感、忧郁、早醒、昼重夜轻	0	1	2	3	4	

续表

序号	评估项目	评估内容	评估选项					得分
			无症状	轻度	中等	重度	极重	
7	肌肉系统症状	肌肉酸痛、活动不灵活、肌肉抽动、肢体抽动、牙齿打颤、声音发抖	0	1	2	3	4	
8	感觉系统症状	视物模糊、发冷发热、软弱无力感、浑身刺痛	0	1	2	3	4	
9	心血管系统症状	心动过速、心悸、胸痛、血管跳动感、晕倒感、心搏脱漏	0	1	2	3	4	
10	呼吸系统症状	胸闷、窒息感、叹息、呼吸困难	0	1	2	3	4	
11	胃肠道症状	吞咽困难、嗳气、消化不良（进食后腹痛、胃部烧灼痛、腹胀、恶心、胃部饱感）、肠鸣、腹泻、体重减轻、便秘	0	1	2	3	4	
12	生殖泌尿系统症状	尿意频数、尿急、停经、性冷淡、过早射精、勃起不能、阳痿	0	1	2	3	4	
13	自主神经系统症状	口干、潮红、苍白、易出汗、易起"鸡皮疙瘩"、紧张性头痛、毛发竖起	0	1	2	3	4	
14	会谈时行为表现	一般表现：紧张、不能松弛、忐忑不安、咬手指、紧紧握拳、摸弄手帕、面肌抽动、不停顿足、手发抖、皱眉、表情僵硬、肌张力高、叹息样呼吸、面色苍白 生理表现：吞咽、打嗝、安静时心率快、呼吸快（20次/分以上）、腱反射亢进、震颤、瞳孔放大、眼睑跳动、易出汗、眼球突出	0	1	2	3	4	

（三）使用方法及注意事项

（1）应由经过培训的两名评定者进行联合检查。采用交谈与观察的方式，检查结束后，两名评定者分别独立评分。

（2）一般采用交谈与观察的方式。除第 14 项需结合观察外，其他所有项目都根据患者的口头叙述进行评分，同时特别强调受检者的主观体验，这也是 HAMA 编制者的医疗观点。因为患者仅在有病的主观感觉时方来就诊，并接受治疗，故此可作为病情进步与否标准。

（3）在评估心理或药物干预前后焦虑症状的改善情况时，首先在入组时评定当时或入组前一周的情况，然后再干预 2~6 周后再次评定来比较焦虑症状的严重程度和症状谱的变化。

（4）HAMA 无工作用的评分标准，但一般可以这样评分：①症状轻微；②有肯定的症状，但不影响生活与活动；③症状重，需加处理，或已影响生活活动；④症状极重，严重影响其生活。

三、贝克焦虑量表

（一）量表简介

贝克焦虑量表（Beck anxiety inventory，BAI）由美国心理学家贝克等于 1985 年编制，是一个含有 21 个项目的焦虑自评量表，适用于具有焦虑症状的成年人。其项目内容简明，容易理解、操作分析方便。该量表能比较准确地反映主观感受到的焦虑程度，以及近期心境体验及治疗期间焦虑症状的动态变化，在心理门诊、精神科门诊或住院患者中均可应用，是我国临床心理工作焦虑症状的常用检测工具。以 BAI=45 分为界值时，灵敏度为 91.66%，特异度为 91.25%，与临床诊断的一致性为 0.82。以 BAI ≥ 45 分为判断界限时，用 Kappa 一致性公式对量表判断和临床诊断进行分析，结果表明具有高度一致性（K=0.82）。BAI 与 SAS 的相关性为 0.828。

（二）量表内容

贝克焦虑量表（BAI）用于评定多种焦虑症状烦扰的程度。其包括21个项目（表4-13），采用1~4分的4级评分法，1=无；2=轻度，无多大烦扰；3=中度，感到不适但尚能忍受；4=重度，只能勉强忍受。各项目评分相加得总分，得分范围为21~84分，根据总分高低评定有无焦虑和焦虑严重程度，总分越高，表示焦虑程度越严重。总分15~25为轻度焦虑，26~35为中度焦虑，36分以上为重度焦虑。把21个项目分数相加得到粗分，再通过公式Y=int（1.19x）取整数后转换成标准分。

表4-13 贝克焦虑量表（BAI）

指导语：请回答您最近一星期内的感受，仔细阅读下列每句话，请在"得分"处填写符合您实际感受的选项数字。

序号	评估内容	评估选项				得分
		无	轻度	中度	重度	
1	身体麻木或刺痛	1	2	3	4	
2	感到发热	1	2	3	4	
3	腿部颤抖	1	2	3	4	
4	不能放松	1	2	3	4	
5	害怕要发生不好的事情	1	2	3	4	
6	感到头晕目眩	1	2	3	4	
7	心悸或心率加快	1	2	3	4	
8	心神不宁	1	2	3	4	
9	感到惊吓	1	2	3	4	
10	紧张	1	2	3	4	
11	有窒息感	1	2	3	4	
12	手发抖	1	2	3	4	
13	摇晃	1	2	3	4	
14	害怕失控	1	2	3	4	
15	呼吸困难	1	2	3	4	
16	害怕快要死去	1	2	3	4	

续表

序号	评估内容	评估选项				得分
		无	轻度	中度	重度	
17	感到恐慌	1	2	3	4	
18	消化不良或腹部不适	1	2	3	4	
19	晕厥	1	2	3	4	
20	脸发红	1	2	3	4	
21	出汗（不是因为天气）	1	2	3	4	

（三）使用方法及注意事项

（1）评定时间范围应是"现在"或"最近一周"内的自我体验。

（2）应仔细检查评定结果，不要漏项或重复评定。

（3）可随临床诊治或研究需要反复评定，一般间隔时间至少1周。

四、状态－特质焦虑问卷

（一）量表简介

状态－特质焦虑问卷（state-trait anxiety inventory，STAI）由 Charles D. Spielberger 等于1970年编制，由状态焦虑量表和特质焦虑量表2个分量表组成。状态焦虑（state anxiety，S-AI）描述一种不愉快的情绪体验，如紧张、恐惧、忧虑和神经质，伴有自主神经系统的功能亢进，一般为短暂性的；特质焦虑（trait anxiety，T-AI）则用来描述相对稳定的、作为一种人格特质的焦虑倾向。采用状态－特质焦虑问卷可分别评定短暂的焦虑情绪状态和人格特质性焦虑倾向。在护理研究中应用较多的是状态焦虑量表（S-AI）。该量表为自评量表，内容简明，操作方便，易被受试者接受和掌握。该量表用于个人或集体测试，受试者一般需具有初中文化水平。测评无时间限制，一般10~20分钟可完成整个量表条目的回答。

（二）量表内容

状态 – 特质焦虑问卷（STAI）包括 40 个条目（表 4-14），每个条目采用 1~4 评分，1= 完全没有，2= 有些，3= 中等程度，4= 非常明显。第 1~20 题为状态焦虑量表（S–AI），主要用来评定个体即刻每种症状的强烈程度。第 21~40 题为特质焦虑量表（T–AI），用于评定人们经常的情绪体验。其中有 20 个条目为反向计分（1、2、5、8、10、11、15、16、19、20、21、23、24、26、27、30、33、34、36、39）。计算总分时，先将反向计分的条目进行分值转换后（1→4，2→3，3→2，4→1），再分别计算出状态焦虑和特质焦虑量表的累加分值，得分范围均为 20~80 分。得分越高，焦虑程度越严重。北京医科大学精神卫生研究所与长春第一汽车公司职工医院精神科合作，在长春和北京分别对正常人与抑郁症患者进行了 STAI 中译版的测试。结果为正常人群 S–AI 总分平均为男性（375 例）39.71 ± 8.89，女性（443 例）38.97 ± 8.45；T–AI 总分平均为男性 41.11 ± 7.74，女性 41.31 ± 7.54；抑郁症组（50 例）S–AI 平均为 57.22 ± 10.48，T–AI 平均为 46.22 ± 26.22，明显高于正常人群。

表 4-14　状态 – 特质焦虑问卷（STAI）

指导语：下面列出的是一些人们常用来描述自己的陈述，请阅读每一个陈述，在每个条目右边适当的选项数字打"√"，来表示您此时此刻最恰当的感觉。

序号	条目	完全没有	有些	中等程度	非常明显
状态焦虑量表（S–AI）					
1	我感到心情平静	1	2	3	4
2	我感到安全	1	2	3	4
3	我是紧张的	1	2	3	4
4	我感到紧张束缚	1	2	3	4
5	我感到安逸	1	2	3	4
6	我感到烦乱	1	2	3	4
7	我现在正烦恼，感到这种烦恼超过了可能的不幸	1	2	3	4

续表

序号	条目	完全没有	有些	中等程度	非常明显
8	我感到满意	1	2	3	4
9	我感到害怕	1	2	3	4
10	我感到舒适	1	2	3	4
11	我有自信心	1	2	3	4
12	我觉得神经过敏	1	2	3	4
13	我极度紧张不安	1	2	3	4
14	我优柔寡断	1	2	3	4
15	我是轻松的	1	2	3	4
16	我感到心满意足	1	2	3	4
17	我是烦恼的	1	2	3	4
18	我感到慌乱	1	2	3	4
19	我感觉镇定	1	2	3	4
20	我感到愉快	1	2	3	4
特质焦虑量表（T-AI）					
21	我感到愉快	1	2	3	4
22	我感到神经过敏和不安	1	2	3	4
23	我感到自我满足	1	2	3	4
24	我希望能像别人那样高兴	1	2	3	4
25	我感到我像衰竭一样	1	2	3	4
26	我感到很宁静	1	2	3	4
27	我是平静的、冷静的和泰然自若的	1	2	3	4
28	我感到困难——堆集起来，因此无法克服	1	2	3	4
29	我过分忧虑一些事，实际这些事无关紧要	1	2	3	4
30	我是高兴的	1	2	3	4
31	我的思想处于混乱状态	1	2	3	4
32	我缺乏自信心	1	2	3	4
33	我感到安全	1	2	3	4
34	我容易做出决断	1	2	3	4

序号	条目	完全没有	有些	中等程度	非常明显
35	我感到不合适	1	2	3	4
36	我是满足的	1	2	3	4
37	一些不重要的思想总缠绕着我，并打扰我	1	2	3	4
38	我产生的沮丧是如此强烈，以致我不能从思想中排除它们	1	2	3	4
39	我是一个镇定的人	1	2	3	4
40	当考虑我目前的事情和利益时，我就陷入紧张状态	1	2	3	4

（三）使用方法及注意事项

（1）以自评方式完成测评：在告知指导语后，可让被试者自己填写，或由工作人员逐条念给被试者，根据被试者的口头回答代为填写。

（2）注意量表的测评时间：状态焦虑量表（S-AI）测评的是被试者此时此刻的感觉，因此在测评时，应强调评定的是"此时此刻"的情况。

（3）注意隐去"焦虑"一词：在测评时，注意隐去量表的名称；同时，在指导语及测评过程中，不要提及"焦虑"二字，以免通过暗示作用增加被试者的焦虑情绪，影响测评结果。

（4）注意反向计分条目的转换：计算总分时，注意先将1、2、5、8、10、11、15、16、19、20、21、23、24、26、27、30、33、34、36、39这20个反向计分条目的原始评分转换过来（1→4，2→3，3→2，4→1），再分别把20个条目的得分相加。

第四节　孤独状态评估

随着少子化、老龄化的快速发展，我国家庭的养老功能萎缩，独居老年人的比例不断上升，老年人的心理问题如"空巢综合征""退休综合征"和"高楼综合征"等越来越突出，不但影响老年人的生活质量，也增加了家庭和社会的负担。孤独感是一种不愉快的且令人痛苦的感觉，常伴有寂寞、无助、郁闷等不良情绪和难耐的精神空落感。国内外研究表明，孤独感是影响老年人生活质量的重要因素，长期的孤独感和抑郁是心脑血管疾病、癌症、老年痴呆症、骨折等慢性疾病的危险因素，严重时甚至引起自杀。正确评估老年人孤独感的发生率，早期识别孤独感高危人群，给予积极干预有益于减轻孤独及其引起的负面影响，对提高老年人的健康寿命和生活质量有着重要的意义。目前，常用的抑郁评估量表是 UCLA 孤独量表。

UCLA 孤独量表

一、量表简介

UCLA 孤独量表（UCLA loneliness scale）由 Russell 等于 1978 年编制，分别在 1980 年和 1988 年进行了修订，本书介绍 1988 年修订的第三版量表，用于评价个体由于对社会交往的渴望与实际水平的差距而产生的孤独。该量表已用于各种人群，包括大学生（487 名）、护士（305 名）、教师（311 名）、老年人（284 名），在上述人群中测试的 Cronbach's α 系数分别为 0.94、0.94、0.89、0.89；在大学生、护士、老年人中测得的孤独总分分别为（40.1±9.5）分、（40.1±9.5）分、（31.5±6.9）分。

二、量表内容

UCLA 孤独量表测评个体最近一周或最近一个月的感受。其包括 20 个条目（表 4-15），每个条目采用 1~4 分的 4 级评分法，1= 从不，2= 很少，3= 有时，4= 一直。其中 9 个条目为反向计分（1、5、9、10、15、16、19、20）。计算总分时，先将反向计分的条目进行分值转换后（1→4，2→3，3→2，4→1），再将 20 个条目得分相加。总分范围为 20~80 分，得分越高，表示孤独感越严重。

表 4–15 UCLA 孤独量表

指导语：下列是人们有时出现的一些感受。请根据您最近一星期的感受，在每个条目后面适合您实际情况的选项数字上打"√"。

序号	条目	从不	很少	有时	一直
1	感到与周围的人关系和谐	1	2	3	4
2	感到缺少伙伴	1	2	3	4
3	感到没人可以信赖	1	2	3	4
4	感到寂寞	1	2	3	4
5	感到属于朋友们中的一员	1	2	3	4
6	感到与周围的人有许多共同点	1	2	3	4
7	感到任何人都不亲密了	1	2	3	4
8	感到自己的兴趣和想法与周围的人不一样	1	2	3	4
9	感到想要与人来往、结交朋友	1	2	3	4
10	感到与人亲近	1	2	3	4
11	感到被人冷落	1	2	3	4
12	感到自己与别人来往毫无意义	1	2	3	4
13	感到没有人很了解我	1	2	3	4
14	感到自己与别人隔开了	1	2	3	4
15	感到当自己愿意时就能找到伙伴	1	2	3	4
16	感到有人真正了解我	1	2	3	4
17	感到羞怯	1	2	3	4
18	感到人们围着我但并不关心我	1	2	3	4
19	感到有人愿意与我交谈	1	2	3	4
20	感到有人值得我信赖	1	2	3	4

三、使用方法及注意事项

（1）以自评方式完成测评：在告知指导语后，可让被试者自己填写，或由工作人员逐条念给被试者，根据被试者的口头回答代为填写。

（2）注意隐去"孤独"一词：由于孤独带有一定程度的负性色彩，为了避免被试者有意回避或拒绝测评，调查问卷中不要出现"孤独"一词，注意隐去量表的名称；同时，在指导语和测评过程中，避免提及"孤独"二字。

（3）注意反向计分条目的转换：计算总分时，注意先将 1、5、6、9、10、15、16、19、20 这 9 个反向计分条目的原始评分转换过来（1→4，2→3，3→2，4→1），再把 20 个条目的得分相加。

第五节　压力应对评估

应对从表面上来讲，指个体为应对心理压力或环境等因素改变而做出的一种含有多种对策的、繁杂的态度和行径过程，可简单理解为个人在面对逆境时，所采纳的基于个人的习惯或偏好的认知及行为方式。根据个体应对的不同效果，应对方式可以分为积极应对和消极应对。积极应对指面对困难、逆境时不逃避，努力寻求解决方法，勇于面对困难、战胜困难；消极应对指不敢面对现实，扭曲、否认现实等行为。消极的应对方式会降低老年人的自我管理水平，增加其心理负担，影响老年人群的生活质量。对于采用消极应对方式的老年人，应早期发现并主动安慰引导，帮助其增加克服困难和控制疾病的信心。常用的应对方式评估工具有简易应对方式问卷和医学应对方式问卷。

一、简易应对方式问卷

（一）量表简介

简易应对方式问卷（simplified coping style questionnaire，SCSQ）是由解亚宁等于 1995 年在国外学者 Folkman 和 Lararus 编制的应对方式问卷的基础上，根据我国实际应用需要，结合我国人群特点编制而成，用于评估个体遭受困难或挫折时所采取的态度和做法。解亚宁将该量表在不同的人群中应用，发现问卷的 Cronbach's α 系数为 0.90，重测信度为 0.89，该量表已在我国广泛应用，具有较好的结构及内容效度。

（二）量表内容

简易应对方式问卷（SCSQ）由积极应对和消极应对两个维度组成，包括20个条目（表4-16）。积极应对维度由条目1~12组成，重点反映了积极应对的特点；消极应对维度由条目13~20组成，重点反映了消极应对的特点。问卷采用自评方式，4级评分，每一项应对方式后，均列有不采用（0分）、偶尔采用（1分）、有时采用（2分）和经常采用（3分）四个选项。分别计算积极应对维度的平均分和消极应对维度的平均分，某个维度的分值高，则表示受试者更倾向此种应对方式。

表4-16　简易应对方式问卷（SCSQ）

指导语：以下列出的是当您在生活中经受到挫折打击，或遇到困难时可能采取的态度和做法，请您仔细阅读每一项，然后在符合您实际情况的选项数字上打"√"。

序号	当您遇到挫折打击时，可能的态度和采取的方法	不采用	偶尔采用	有时采用	经常采用
1	通过工作、学习等活动解脱	0	1	2	3
2	与人交谈、倾诉内心烦恼	0	1	2	3
3	尽量看到事情好的一面	0	1	2	3
4	改变自己原来的想法	0	1	2	3
5	不把问题看得太严重	0	1	2	3
6	坚持自己的立场，为自己想得到的努力	0	1	2	3
7	找出几种不同的解决问题的方法	0	1	2	3
8	向亲戚朋友或同学寻求建议	0	1	2	3
9	改变原来的一些做法或自己的一些问题	0	1	2	3
10	借鉴他人处理类似困难情景的办法	0	1	2	3
11	寻求业余爱好，积极参加文体活动	0	1	2	3
12	尽量克制自己的失望、悔恨、悲伤和愤怒	0	1	2	3
13	试图休息或休假，暂时把问题（烦恼）抛开	0	1	2	3

续表

序号	当您遇到挫折打击时，可能的态度和采取的方法	不采用	偶尔采用	有时采用	经常采用
14	通过吸烟、喝酒、服药和吃东西来解除烦恼	0	1	2	3
15	以为时间会改变现状，唯一要做的便是等待	0	1	2	3
16	试图忘记整个事情	0	1	2	3
17	依靠别人解决问题	0	1	2	3
18	接受现实，因为没有其他办法	0	1	2	3
19	幻想可能会发生某种奇迹改变现状	0	1	2	3
20	自我安慰	0	1	2	3

（三）使用方法及注意事项

（1）测评方式：以自评方式完成问卷，在告知指导语后，可由工作人员逐句询问老年人，根据老年人的口头回答代为填写；也可让老年人自己阅读和填写。

（2）计分方法：分别计算积极应对维度的平均分（条目1~12）和消极应对维度的平均分（条目13~20），某个维度的分值高，则表示受试者更倾向此种应对方式，临床应用时还应进一步分析各条目回答评分情况。

（3）需要指出的是，所谓的积极和消极是相对的。并不是积极的应对方式就一定有积极的后果，或者消极的应对方式就一定产生消极的后果，如"接受现实"和"自我安慰"被归为消极维度，但其却有着缓解挫折打击的作用。所以，不同应对方式在不同时间、情景或人身上，会有不同的结果，这是需要研究者进一步深入研究的问题。

二、医学应对方式问卷

（一）量表简介

医学应对方式问卷（medical coping modes questionnaire，MCMQ）是由Feifel等编制，后经由三位医学心理工作者分别翻译，最终修订成正式的MCMQ中文版，用于评定患者对疾病的应对方式。该量表包括面对、回避和屈服三个维度，三个维度的 Cronbach's α 系数分别为 0.69、0.60 和 0.76，重测相关系数分别为 0.66、0.85、0.69，目前在国内已用于不同慢性疾病患者的心身医学研究。

（二）量表内容

医学应对方式问卷（MCMQ）问卷包含 20 个条目，包括面对、回避和屈服三个维度（表 4-17），"面对"维度由 8 个条目（1、2、5、10、12、15、16、19）组成，"回避"维度由 7 个条目（3、7、8、9、11、14、17）组成，"屈服"维度由 5 个条目（4、6、13、18、20）组成；其中有 8 个条目（1、4、9、10、12、13、18、19）是反向计分，其余 12 个条目是正向计分，计算前先将反向计分的条目进行分值转换后，再计算各维度均分值，某一维度的得分越高，说明该应对方式的使用频率越高。其中面对是积极的应对方式，回避和屈服是消极的应对方式。

表 4-17　医学应对方式问卷（MCMQ）

指导语： 下面列出一些问题，以了解您的某些想法、感受和行为，它们与您目前所患的疾病有关，请在每一问题后的四个答案中选取与您的实际情况最接近的一个打"√"。

1. 你在多大程度上希望自己参与作出各种治疗决定？ （1）非常希望　　（2）中等希望　　（3）有点希望　　（4）不希望
2. 你是否经常想与亲戚朋友谈论你的疾病？ （1）不想　　　　（2）有时想　　　（3）经常想　　　（4）总是想
3. 在讨论你的疾病的时候，你是否经常发现自己却在考虑别的事情？ （1）从不这样　　（2）有时这样　　（3）经常这样　　（4）总是这样
4. 你是否经常觉得自己要完全恢复健康是没有指望的？ （1）总是这样　　（2）经常这样　　（3）有时这样　　（4）从不这样
5. 几个月来，你从医生、护士等那里得到多少有关疾病的知识？ （1）极少　　　　（2）一些　　　　（3）较多　　　　（4）很多
6. 你是否经常觉得，因为疾病自己对今后各方面的事不关心了？ （1）从不这样　　（2）有时这样　　（3）经常这样　　（4）总是这样

续表

7. 你在多大程度上愿意与亲友谈别的事，因为你没有必要总去考虑疾病？
（1）极低程度　　　（2）一定程度　　　（3）相当程度　　　（4）很大程度

8. 在多大程度上你的疾病使你以更积极的态度去考虑生活中的一些事？
（1）极低程度　　　（2）一定程度　　　（3）相当程度　　　（4）很大程度

9. 当想到自己的疾病时，你是否会做些别的事情来分散注意力？
（1）总是这样　　　（2）经常这样　　　（3）有时这样　　　（4）从不这样

10. 你是否经常向医生询问，对于疾病你该如何去做？
（1）总是这样　　　（2）经常这样　　　（3）有时这样　　　（4）从不这样

11. 当亲戚朋友与你谈起你的疾病时，你是否经常试图转换话题？
（1）总是这样　　　（2）经常这样　　　（3）有时这样　　　（4）从不这样

12. 近几个月，你从书本、杂志、报纸上了解多少有关你的疾病的信息？
（1）很多　　　（2）较多　　　（3）一些　　　（4）极少

13. 你是否经常觉得自己要向疾病屈服了？
（1）总是这样　　　（2）经常这样　　　（3）有时这样　　　（4）从不这样

14. 在多大程度上你想忘掉你的疾病？
（1）极低程度　　　（2）一定程度　　　（3）相当程度　　　（4）很大程度

15. 关于疾病，你向医生问了多少问题？
（1）没有　　　（2）一些　　　（3）较多　　　（4）很多

16. 遇到患有同样疾病的人，通常你会与他谈论多少有关疾病的细节？
（1）极少　　　（2）一些　　　（3）较多　　　（4）很多

17. 你是否经常以看电影、电视等方式来分散自己对疾病的注意？
（1）从不这样　　　（2）有时这样　　　（3）经常这样　　　（4）总是这样

18. 你是否经常觉得自己对疾病无能为力？
（1）总是这样　　　（2）经常这样　　　（3）有时这样　　　（4）从不这样

19. 亲朋好友向你询问病情时，你是否经常与他们谈许多病情细节？
（1）总是这样　　　（2）经常这样　　　（3）有时这样　　　（4）从不这样

20. 对于你的疾病，你是否经常感到自己只能听天由命？
（1）从不这样　　　（2）有时这样　　　（3）经常这样　　　（4）总是这样

（三）使用方法及注意事项

（1）以自评方式完成测评：在告知指导语后，可由工作人员逐句询问老年人，根据老年人的口头回答代为填写；也可让老年人自己阅读和填写。

（2）注意反向计分条目的转化：计算总分时，注意先将 1、4、9、10、12、13、18、19 这 8 个反向计分条目的原始评分转换过来（1→4，2→3，3→2，4→1），再分别计算各维度均分值。

第五章 老年环境和社会评估

第一节 老年物理环境评估

随着社会老龄化的进程逐步加快，独居老人的数量也随之逐渐增多。由于老年人身心状况的特殊性，他们对所处环境的需求具有一定的特殊性，其生活质量与所处环境密切相关，我们有必要为老年人提供安全舒适的环境，并因此补偿老年人人体机制缺损的功能，为老年人提供良好的生活环境，保证他们的安全和健康。目前对物理环境的评估工具主要有居家危险因素评估工具及干预建议和老年人居住环境安全评估要素。

一、居家危险因素评估工具及干预建议

（一）量表简介

我国目前常用的评估工具多从国外直接翻译引进。例如在居家环境中运用比较多的是居家危险因素评估工具（home fall hazards assessments，HFHA）。HFHA 是由美国研究者在韦斯特米德（Westmead）家庭安全评估工具的基础上形成的，并最早由尤黎明等学者在中国老年人群中进行应用。主要应用于社区居住老年人的家庭危险因素评价。居家危险因素评估工具（HFHA）可以减少居家环境中的危险因素，从而减少老年人发生跌倒的风险。

（二）量表内容

量表评估内容包括室内灯光、地面（板）、卫生间、厨房、客厅、楼梯台阶、衣服鞋子、住房外面和卧室 9 个方面共 38 个条目（表 5-1），涉及具体的

室内家具高度和摆放位置，甚至包括移走家中对行走造成障碍的物体、走道应安装把手等细节部分，以此评估是否存在老年人跌倒的危险因素，同时提供改善建议。勾选"是"得1分，"否"不得分，将各项分值相加，得分总值越大，说明居家环境越安全，反之要根据"建议"进行居家环境改进。

表5-1 居家危险因素评估工具（HFHA）

指导语：以下是关于居家危险因素评估相关的问题。请阅读每一条，如果符合您观察到的情况，请回答"是"；如果不符合您观察到的情况，回答"否"，在每个条目后面相应的选项上打"√"。

序号	分类	评估内容	评估结果	建议
1	室内灯光	居家灯光是否合适	□是 □否	灯光不宜过亮或过暗
2		楼道与台阶的灯光是否明亮	□是 □否	在通道和楼梯处使用60 W的灯泡。通道上宜装有光电效应的电灯
3		电灯开关是否容易打开	□是 □否	应轻松开关电灯
4		在床上是否容易开灯	□是 □否	在床上应很容易开灯
5		存放物品的地方是否明亮	□是 □否	在黑暗处应安装灯泡。从亮处到暗处应稍候片刻
6	地面（板）	地面是否平整	□是 □否	地面不宜高低不平，如有应以斜坡代替。室内不应有门槛
7		地面上是否放置杂乱的东西	□是 □否	地面上应整洁，尽可能不放或少放东西，应清除走廊障碍物
8		通道上是否没有任何电线	□是 □否	通道上不应有任何电线
9	卫生间	在浴缸或浴室内是否使用防滑垫	□是 □否	在湿的地面易滑倒，浴室内应使用防滑垫，在浴缸内也应使用防滑材料
10		洗刷用品是否放在容易拿到的地方	□是 □否	洗刷用品应放在容易拿到的地方，以免弯腰或伸得太远
11		在马桶周围、浴缸或淋浴间是否有扶手	□是 □否	应装合适的扶手

续表

序号	分类	评估内容	评估结果	建议
12	卫生间	是否容易在马桶上坐下和站起来	□是　□否	如马桶过低，或老人不易坐下和站起来，应加用马桶增高垫，并在周围装上合适的扶手
13	厨房	是否不用攀爬、弯腰或影响自己的平衡就可很容易取到常用的厨房用品	□是　□否	整理好厨房，以便能更容易取到最常用的厨具。可配用手推托盘车。如必须上高处取物，请用宽座和牢靠的梯子
14		厨房内灯光是否明亮	□是　□否	灯光应明亮
15		是否有良好的通风设备来减少眼睛变模糊的危险性	□是　□否	留置通风口，安装厨房抽油机或排气扇，做饭时更应通风
16	客厅	是否可以容易从沙发椅上站起来	□是　□否	宜用高度适宜又有坚固扶手的椅子
17		过道上是否放置任何电线、家具和凌乱的东西	□是　□否	不可在过道上放置电话线、电线和其他杂物
18		家具是否放置在合适的位置，使您开窗或取物时不用把手伸得太远或弯腰	□是　□否	家具应放置在合适的位置，地面应平整、防滑和安全
19		窗帘等物品的颜色是否与周围环境太相近	□是　□否	窗帘等物品的颜色尽可能鲜艳，与周围环境应有明显区别
20	楼梯、台阶、梯子	是否能清楚地看见楼梯的边缘	□是　□否	楼梯与台阶处需要额外的照明，并应明亮。楼梯灯尽量使用自动开关
21		楼梯与台阶的灯光是否明亮	□是　□否	
22		楼梯上下是否有电灯开关	□是　□否	

续表

序号	分类	评估内容	评估结果	建议
23	楼梯、台阶、梯子	每一级楼梯的边缘是否安装防滑踏脚	□是　□否	在所有阶梯上必须至少一边有扶手，每一级楼梯的边缘应装防滑踏脚
24		楼梯的扶手是否坚固	□是　□否	扶手必须坚固
25	衣服和鞋子	是否穿有防滑鞋底的鞋子	□是　□否	鞋子或拖鞋上应有防滑鞋底和凸出的纹路
26		鞋子是否有宽大的鞋跟	□是　□否	鞋子上应有圆形而宽大的鞋跟
27		在房里以外的地方是否穿的是上街的鞋子而不是拖鞋	□是　□否	避免只穿袜子、宽松的拖鞋、皮底或其他滑溜鞋底的鞋子和高跟鞋
28		穿的衣服是否合身和没有悬垂的绳子或褶边	□是　□否	衣服不宜太长，以免绊倒（尤其是睡衣）
29		是否坐着穿衣	□是　□否	穿衣应坐下，而不要一条腿站
30	住房外面	阶梯的边缘是否已清楚标明	□是　□否	应在阶梯的前沿漆上不同的颜色确保所有外面的阶梯极易看到
31		阶梯的边缘是否有自粘的防滑条	□是　□否	阶梯边缘应贴上防滑踏脚
32		阶梯是否有牢固且容易抓的扶手	□是　□否	阶梯应有牢固且容易抓的扶手
33		房子周围的小路情况是否良好	□是　□否	应保持小路平坦无凹凸。清除小路上的青苔与树叶，路潮湿时要特别小心

续表

序号	分类	评估内容	评估结果	建议
34	卧室	室内是否有安全隐患，如过高或过低的椅子、杂乱的家居物品等	□是 □否	卧室的地板上不要放东西。要把卧室内松动的电线和电线系好，通道上不得有杂乱物品。椅子高度应合适
35		室内有无夜间照明设施？是否可以在下床前开灯	□是 □否	床边安一盏灯，考虑按钮灯或夜明灯。夜晚最好在床边放一把手电筒
36		是否容易上、下床	□是 □否	床高度应适中，较硬的床垫可方便上下床。下床应慢，先坐起再缓慢站立
37		卧室内是否有电话	□是 □否	卧室应装部电话或接分机，放在床上就可够得着的地方
38		如果您使用拐杖或助行器，它们是否放在您下床前很容易够得着的地方	□是 □否	将拐杖或助行器放在较合适的地方
结论：				

二、老年人居住环境安全评估要素

（一）简介

老年人居住环境安全评估要素用于评估老年人所处的居住环境中各个场所的情况，判断老年人的居住环境是否存在不安全的因素。

（二）具体内容

该工具对老年人居住环境的评估处所主要包括一般居室、厨房、浴室、处所和楼梯，对不同处所的关键环境因素进行评估（表5-2）。

表 5-2　老年人居住环境安全评估要素

指导语： 根据您所看到的实际情况进行评估，了解老年人居住环境的基本情况。

处所	评估内容	评估要素
一般居室	光线	光线是否充足
	温度	是否适宜
	地面	是否平整、干燥、无障碍物
	地毯	是否平整、不滑动
	家具	放置是否稳定、固定有序、有无妨碍通道
	床	高度是否在老人膝下、与其小腿长度基本相同
	电线	安置如何，是否远离火源、热源
	取暖设备	设置是否妥当
	电话	紧急电话号码是否放在易见、易取的地方
厨房	地板	有无防滑措施
	燃气	"开""关"的按钮标志是否醒目
浴室	浴室门	门锁是否内外均可开
	地板	有无防滑措施
	便器	高低是否合适、有无扶手
	浴盆	高度是否合适，盆底是否有防滑胶垫
楼梯	光线	光线是否充足
	台阶	是否平整无破损、高度是否合适、台阶之间色彩差异是否明显
	扶手	有无扶手、扶手是否牢固

第二节　家庭环境评估

随着中国老龄化问题的日趋凸显，老年人群的生活质量特别是心理健康情况，成为当今社会日益关注的话题。家庭是老年人的主要环境场所之一，随着年龄的增长，老年人对家庭环境的依赖也会逐渐增加。家庭环境中的众多因素都会影响老年人的身心健康和生活质量。因此，需要关注老年人所处的家庭环境对其的影响，促进家庭环境的和谐有利于提高老年人的身心健康和生活质量。目前，对家庭环境的评估工具并不多，主要有家庭关怀度指数问卷、家庭环境量表中文版等。

一、家庭关怀度指数问卷

（一）量表简介

家庭关怀度指数问卷（family APGAR index，APGAR）由美国华盛顿大学的 Smilkstein 医师于 1978 年编制，它是一种以主观的方式来探讨患者对本身家庭功能满意程度的工具，其特点是简单快捷，能在很短的时间（约 5 分钟）内，使青少年以上的任何年龄组的受测试者，对自己家庭的功能进行主观的、量化的评价，并进一步指出家庭问题存在的可能层次，因而易于在临床中使用。在全科家庭医疗中，很多家庭医生把 APGAR 作为日常收集健康信息的工具，借助此问卷可筛选出功能有障碍的家庭，进一步挖掘其家庭问题，进行适宜的家庭咨询和治疗，无论在预防或治疗上，还是对整个家庭和个体成员均有重要意义。1980 年由陈永成等首次在我国使用，在我国人群中有良好的内部一致性信度。

（二）量表内容

家庭关怀度指数问卷（APGAR）包括：适应度 A（adaptation）、合作度 P（partnership）、成长度 G（growth）、情感度 A（affection）和亲密度 R（resolve）的评估（表 5-3）。适应度指家庭成员在遇到困难或危机时，能从家庭内外获得哪些资源，能否帮助其解决问题；合作度指家庭成员间相互分担责任、解决问题和做决定的方式；成长度指家庭成员在身心发展上得到其他成员支持与引导的程度；情感度指家庭成员间存在的相互关心、爱护的情感程度；亲密度指家庭成员间在时间、空间、金钱等方面的共享程度。

表5-3 家庭关怀度指数问卷（APGAR）

指导语：请仔细阅读下列 5 个问题，根据实际感受在每个题目后面符合您实际情况的选项数字上打"√"。

项目	很少	有时	经常	得分
1. 当我遇到困难时，可以从家人处得到满意的帮助	0	1	2	
2. 我很满意家人与我讨论各种事情以及分担问题的方式	0	1	2	
3. 当我喜欢从事新的活动或发展时，家人能接受并给予帮助	0	1	2	
4. 我很满意家人对我表达情感的方式以及对我愤怒、悲伤等情绪的反应	0	1	2	
5. 我很满意家人与我共度美好时光的方式	0	1	2	

（三）使用方法及注意事项

（1）以自评方式完成测评：在告知指导语后，可让被试者自己填写。每个项目分别对应一题，采用三级评分，问题回答"很少"计 0 分，回答"有时"计 1 分，回答"经常"计 2 分。得分范围为 0~10 分，得分越高，家庭功能越好。

（2）结果判断：总分 7~10 分，家庭功能无障碍；总分 4~6 分，家庭功能轻度障碍；总分 0~3 分，家庭功能严重障碍。

二、家庭环境量表中文版

（一）量表简介

家庭环境量表中文版（FES-CV）由费立鹏等于 1991 年在美国心理学家 Moss R. H. 编制的"家庭环境量表（FES）"的基础上修订改写而成，在很多西方国家，FES 已广泛应用于描述不同类型正常家庭的特征和危机状态下的家庭状况，评价家庭干预下的家庭环境变化，以及对家庭环境与家庭生活的其他方面进行比较。

（二）量表内容

家庭环境量表含有 10 个分量表，分别评价 10 个不同的家庭社会和环境特征：①亲密度；②情感表达；③矛盾性；④独立性；⑤成功性；⑥知识性；⑦娱乐性；⑧道德宗教观；⑨组织性；⑩控制性（表 5-4）。

表 5-4 家庭环境量表中文版（FES-CV）

指导语： 该问卷用于了解您对家庭的看法。请您确定以下问题是否符合家里的实际情况，如果您认为某一问题符合您家庭的实际情况请答"是"，如不符合或基本上不符合，请答"否"。如果难以判断是否符合，您应该按多数家庭成员的表现或者经常出现的情况作答。如果仍无法确定，就按自己的估计回答。请务必回答每一个问题。有些问题带有"★"，表示此句有否定的含义，请注意正确理解句子内容。记住，该问卷所说的"家庭"是指与您共同食宿的小家庭。在回答问卷时不要推测别人对您家庭的看法，请一定按实际情况回答。

项目	是	否
1. 我们家庭成员都总是互相给予最大的帮助和支持		
2. 家庭成员总是把自己的感情藏在心里，不向其他家庭成员透露		
3. 家中经常吵架		
4. ★在家中我们很少自己单独活动		
5. 家庭成员无论做什么事情都是尽力而为的		
6. 我们家经常谈论政治和社会问题		
7. 大多数周末和晚上家庭成员都是在家中度过，而不外出参加社交和娱乐活动		
8. 我们都认为不管有多大困难，子女应该首先满足老人的各种需求		
9. 家中较大的活动都是经过仔细安排的		
10. ★家里人很少强求其他家庭成员遵守家规		
11. 在家里我们感到很无聊		
12. 在家里我们想说什么就可以说什么		
13. ★家庭成员彼此之间很少公开发怒		
14. 我们都非常鼓励家里人具有独立精神		
15. 为了有好的前途，家庭成员都花了几乎所有的精力		

续表

项目	是	否
16. ★我们很少外出听讲座、看电影或去博物馆以及看展览		
17. 家庭成员常外出到朋友家去玩并在一起吃饭		
18. 家庭成员都认为做事应顺应社会风气		
19. 一般来说，大家都注意把家收拾得井井有条		
20. ★家中很少有固定的生活规律和家规		
21. 家庭成员愿意花很大的精力做家里的事		
22. 在家中诉苦很容易使家人厌烦		
23. 有时家庭成员发怒摔东西		
24. 家庭成员都独立思考问题		
25. 家庭成员都认为使生活水平提高比其他任何事情都重要		
26. 我们都认为学会新的知识比其他任何事都重要		
27. ★家中没人参加各种体育活动		
28. 家庭成员在生活上经常帮助周围的老年人和残疾人		
29. 在我们家里，当需要用某些东西时却常常找不到		
30. 在我们家吃饭和睡觉的时间都是一成不变的		
31. 在我们家里有一种和谐一致的气氛		
32. 家中每一个人都可以诉说自己的困难和烦恼		
33. ★家庭成员之间极少发脾气		
34. 我们家的每个人的出入是完全自由的		
35. 我们都相信在任何情况下竞争是好事		
36. ★我们对文化活动不那么感兴趣		
37. 我们常看电影或体育比赛、外出郊游等		
38. 我们认为行贿受贿是一种可以接受的现象		
39. 在我们家很重视做事要准时		
40. 我们家做任何事都有固定的方式		
41. ★家里有事时很少有人自愿去做		
42. 家庭成员经常公开地表达相互之间的感情		
43. 家庭成员之间常互相责备和批评		
44. ★家庭成员做事时很少考虑家里其他人的意见		

续表

项目	是	否
45. 我们总是不断反省自己，强迫自己尽力把事情做得一次比一次好		
46. ★我们很少讨论有关科技知识方面的问题		
47. 我们家每个人都对 1~2 项娱乐活动特别感兴趣		
48. 我们认为无论怎么样，晚辈都应该接受长辈的劝导		
49. 我们家的人常常改变他们的计划		
50. 我们家非常强调要遵守固定的生活规律和家规		
51. 家庭成员都总是衷心地互相支持		
52. 如果在家里说出对家事的不满，会有人觉得不舒服		
53. 家庭成员有时互相打架		
54. 家庭成员都依赖家人的帮助去解决他们遇到的困难		
55. ★家庭成员不太关心职务升级、学习成绩等问题		
56. 家中有人玩乐器		
57. ★家庭成员除工作学习外，不常进行娱乐活动		
58. 家庭成员都自愿维护公共环境卫生		
59. 家庭成员认真地保持自己房间的整洁		
60. 家庭成员夜间可以随意外出，不必事先与家人商量		
61. ★我们家的集体精神很少		
62. 我们家里可以公开地谈论家里的经济问题		
63. 家庭成员的意见产生分歧时，我们都一直回避它，以保持和气		
64. 家庭成员希望家里人独立解决问题		
65. ★我们家里人对获得成就并不那么积极		
66. 家庭成员常去图书馆		
67. 家庭成员有时按个人爱好或兴趣参加娱乐性学习		
68. 家庭成员都认为要死守道德教条去办事		
69. 在我们家每个人的分工是明确的		
70. ★在我们家没有严格的规则来约束我们		
71. 家庭成员彼此之间都一直合得来		
72. 家庭成员之间讲话时都很注意避免伤害对方的感情		
73. 家庭成员常彼此想胜过对方		

项目	是	否
74. 如果家庭成员经常独自活动，会伤家里其他人的感情		
75. 先工作后享受是我们家的老习惯		
76. 在我们家看电视比读书更重要		
77. 家庭成员常在业余时间参加家庭以外的社交活动		
78. 我们认为无论怎么样，离婚是不道德的		
79. ★我们家花钱没有计划		
80. 我们家的生活规律或家规是不能改变的		
81. 家庭的每个成员都一直得到充分的关心		
82. 我们家经常自发地谈论家人很敏感的问题		
83. 家人有矛盾时，有时会大声争吵		
84. 在我们家确实鼓励成员都自由活动		
85. 家庭成员常常与别人比较，看谁的学习工作好		
86. 家庭成员很喜欢音乐、艺术和文学		
87. 我们娱乐活动的方式是看电视、听广播而不是外出活动		
88. 我们认为提高家里的生活水平比严守道德标准还要重要		
89. 我们家饭后必须立即有人去洗碗		
90. 在家里违反家规者会受到严厉的批评		

（三）使用方法及注意事项

（1）以自评方式完成测评：在告知指导语后，可让受试者自己填写，要求受试者具有初中等以上教育程度，主试者应监控受试者完成量表的全过程，在受试者不能理解多个项目时应中止测试并确认答卷无效。

（2）量表的评分与分析：所有90个项目按选择的答案来评分，若回答"是"评"1"分，若回答"否"则评为"2"分。然后按下列方法计算分量表得分，其中 I 表示 Item 项目，"I–X"表示第"X"条项目的得分。

1）亲密度 =（I–11）+（I–41）+（I–61）–[（I–1）+（I–21）+（I–31）+（I–51）+（I–71）+（I–81）]

2）情感表达 =（I–2）+（I–22）+（I–52）+（I–72）–[（I–12）+（I–32）+（I–42）+（I–62）+（I–82）]

3）矛盾性 =（I–13）+（I–33）+（I–63）–[（I–3）+（I–23）+（I–43）+（I–53）+（I–73）+（I–83）]

4）独立性 =（I–4）+（I–54）–[（I–14）+（I–24）+（I–34）+（I–44）+（I–64）+（I–74）+（I–84）]

5）成功性 =（I–55）+（I–65）–[（I–5）–（I–15）+（I–25）+（I–35）+（I–45）+（I–75）+（1–85）]

6）知识性 =（I–16）+（I–36）+（I–46）+（I–76）–[（I–6）+（I–26）+（I–56）+（I–66）+（I–86）]

7）娱乐性 =（I–7）+（I–27）+（I–57）+（I–87）–[（I–17）+（I–37）+（I–47）+（I–67）+（I–77）]

8）道德宗教观 =（I–18）+（I–38）+（I–88）–[（I–8）+（I–28）+（I–48）+（I–58）+（I–68）+（I–78）]

9）组织性 =（I–29）+（I–49）+（I–79）–[（I–19）+（I–39）+（I–59）+（I–69）+（I–89）]

10）控制性 =（I–10）+（I–20）+（I–60）+（I–70）–[（I–30）+（I–40）+（I–50）+（I–80）+（I–90）]

第三节　社会支持系统评估

世界卫生组织推测，21 世纪抑郁症将和癌症、心血管疾病一样，成为危害人类健康的主要致病因素。老年期的心理健康相较于其他任何时期都更为重要。抑郁是老年期比较常见的心理问题却又容易被人们忽视。研究表明，对老年抑郁而言，家庭支持和健康状况是最为主要的影响因素。社会支持（social support）是指个体从社会关系中获得的精神和物质上的支持，它能帮助调节压力和身心健康之间的关系。研究发现，社会支持中的领悟社会支持，在了解和预测心理健康水平时所起的作用更大、更重要，同时领悟社会支持是老年抑郁的重要保护因素。目前常用的社会支持系统的评估量表包括领悟社会支持量表、社会支持评定量表。

一、领悟社会支持量表

（一）量表简介

领悟社会支持量表（scale of perceived social support，PSSS）是一种强调个体自我理解和自我感受的社会支持量表。其由 Zimet 等于 1987 年编制，后经过姜乾金等修订并引进国内，其内部一致性系数为 0.875~0.930，具有良好的信度；其家庭支持、朋友支持及其他支持分量表的内部一致性信度依次为 0.83、0.82、0.76，均达到了心理测量学的标准。目前中文版 PSSS 量表已被广泛应用于社区人群，评估社会支持对社区老年人认知功能发展的影响。

（二）量表内容

领悟社会支持量表分为家庭支持、朋友支持和其他支持 3 个维度，共 12 个条目（表 5-5）。其中家庭支持包括条目 3、4、8、11，朋友支持包括条目 6、7、9、12，其他支持包括条目 1、2、5、10。量表采用 Likert 7 级评分法，各条目分值从"极不同意"至"极同意"，依次计 1~7 分，总分 12~84 分。以总分反映个体感受到的总社会支持度，分数越高代表领悟到的社会支持越多，＞ 48 分提示有很高的社会支持。

表 5-5　领悟社会支持量表（PSSS）

项目	极不同意	很不同意	稍不同意	中立	稍同意	很同意	极同意
1. 在我遇到问题时，有些人（领导、亲戚、同事）会出现在我身旁	1	2	3	4	5	6	7
2. 我能够与有些人（领导、亲戚、同事）共享快乐与忧伤	1	2	3	4	5	6	7
3. 我的家庭能够切实具体地给我帮助	1	2	3	4	5	6	7
4. 在需要时我能够从家庭获得感情上的帮助和支持	1	2	3	4	5	6	7

续表

项目	极不同意	很不同意	稍不同意	中立	稍同意	很同意	极同意
5. 当我有困难时，有些人（领导、亲戚、同事）是安慰我的真正源泉	1	2	3	4	5	6	7
6. 我的朋友们能真正地帮助我	1	2	3	4	5	6	7
7. 在发生困难时，我可以依靠我的朋友们	1	2	3	4	5	6	7
8. 我能与自己家庭谈论我的难题	1	2	3	4	5	6	7
9. 我的朋友们能与我分享快乐与忧伤	1	2	3	4	5	6	7
10. 在我的生活中有某些人（领导、亲戚、同事）关心我的感情	1	2	3	4	5	6	7
11. 我的家庭能心甘情愿协助我做出各种决定	1	2	3	4	5	6	7
12. 我能与朋友们讨论自己的难题	1	2	3	4	5	6	7

（三）使用方法及注意事项

量表中的 12 个句子，每一个句子后面有 7 个答案。在使用量表的过程中，需指导受试者根据自己的实际情况和对问题的认识，独立选择相应程度的答案：如选择"1"表示受试者的真实情况与这一句极不相符；选择"7"表示受试者的实际情况与这一句极为相符；如选择"4"表示中间状态，其余以此类推。

二、社会支持评定量表

（一）量表简介

社会支持评定量表（social support revalued scale，SSRS）由肖水源根据我国

国情于 1986 年设计，用以评价受试者的客观支持、主观支持和对社会支持的利用度。客观支持情况是指单位、同事、好友、家庭、亲戚给予的物质支持情况；主观支持是指个人对在社会中受尊重、被理解的情感体验和满意的程度；个体对社会支持的利用度系指个人对别人的帮助是拒绝，还是接受。刘继文等的研究表明，该量表 Cronbach's α 系数为 0.896，各维度系数为 0.825~0.849。该量表具有较好的信效度，在国内已得到广泛应用。

（二）量表内容

量表分为 3 个维度，共包括 10 个条目：客观支持 3 条、主观支持 4 条和对社会支持的利用度 3 条（表 5-6）。该量表统计指标为总分，即 10 个条目计分之和。客观支持分：2、6、7 条评分之和；主观支持分：1、3、4、5 条评分之和；对社会支持的利用度：第 8、9、10 条。量表第 1~4，8~10 条目为单选题，按照 Likert4 级评分；第 5 条目共五个选项，每项从"无"到"全力支持"分别计 1~4 分；第 6、7 条目如回答"无任何来源"则为 0 分，反之有几个来源就计几分。总分范围为 12~66 分，分值越高，说明社会支持水平越高，心理健康水平越好。

表 5-6　社会支持评定量表（SSRS）

指导语： 下面的问题用于反映您在社会中所获得的支持，请按各个问题的具体要求，根据您的实际情况填写，谢谢您的合作。

项目	
1. 您有多少关系密切、可以得到支持和帮助的朋友？（只选一项）	
（1）一个也没有	（2）1~2 个
（3）3~5 个	（4）6 个或 6 个以上
2. 近一年来您：（只选一项）	
（1）远离他人，且独居一室	（2）住处经常变动，多数时间和陌生人住在一起
（3）和同学、同事或朋友住在一起	（4）和家人住在一起
3. 您与邻居：（只选一项）	
（1）相互之间从不关心，只是点头之交	（2）遇到困难可能稍微关心
（3）有些邻居很关心您	（4）大多数邻居都很关心您

项目

4. 您与同事：（只选一项）

（1）相互之间从不关心，只是点头之交	（2）遇到困难可能稍微关心
（3）有些同事很关心您	（4）大多数同事都很关心您

5. 从家庭成员得到的支持和照顾（在合适的框内打"√"）

	无	极少	一般	全力支持
A. 夫妻（恋人）				
B. 父母				
C. 儿女				
D. 兄弟姐妹				
E. 其他成员（如嫂子）				

6. 过去在您遇到急难情况时，曾经得到的经济支持和解决实际问题帮助的来源有：

（1）无任何来源
（2）下列来源：（可选多项） A. 配偶　B. 其他家人　C. 亲戚　D. 朋友　E. 同事　F. 工作单位 G. 党团工会等官方或半官方组织　H. 宗教、社会团体等非官方组织 I. 其他（请列出）

7. 过去在您遇到急难情况时，曾经得到的安慰和关心的来源有：

（1）无任何来源
（2）下列来源：（可选多项） A. 配偶　B. 其他家人　C. 亲戚　D. 朋友　E. 同事　F. 工作单位 G. 党团工会等官方或半官方组织　H. 宗教、社会团体等非官方组织 I. 其他（请列出）

8. 您遇到烦恼时的倾诉方式：（只选一项）

（1）从不向任何人诉述	（2）只向关系极为密切的1~2个人诉述
（3）如果朋友主动询问您会说出来	（4）主动诉述自己的烦恼，以获得支持和理解

9. 您遇到烦恼时的求助方式：（只选一项）

（1）只靠自己，不接受别人帮助	（2）很少请求别人帮助
（3）有时请求别人帮助	（4）有困难时经常向家人、亲友、组织求援

续表

项目
10. 对团体（如党团组织、宗教组织、工会、学生会等）组织活动：（只选一项）
（1）从不参加 （2）偶尔参加
（3）经常参加 （4）主动参加并积极活动
总分：

（三）使用方法及注意事项

量表通常采用集体测试的模式，测量前需对主要测试者进行培训，所有测试者均需具有心理学教育和培训的背景。

第四节　照顾者评估

随着年龄的增长，老年人患各种急、慢性疾病的概率增加，大多需要他人的帮助才能完成日常生活活动。在传统文化背景的影响下，老年人仍以居家养老为主。家庭成员担负着照顾老年人的主要责任，积极的护理干预可提高老年人的遵医行为。长期的照顾负担使照顾者自身的身心健康受到严重影响，表现为免疫功能下降、焦虑、抑郁、自我评价降低等，不仅不能为老年人提供细致的照顾，还会增加照顾成本。因此，有必要了解照顾者的健康需求并为其提供相关有针对性的服务和干预，提高其健康水平，从而更好地为老年人提供照顾。常用的照顾者评估量表包括照顾者负担问卷、老年人家庭照顾者健康需求问卷。

一、照顾者负担问卷

（一）量表简介

照顾者负担问卷（caregiver burden inventory，CBI）是由 Novak 和 Guest 于1989 年编制的用于测量照顾者负担的量表。该量表能比较全面、有效地评定照顾者的负担，并在国际上被广泛采用。量表的 Cronbach's α 系数为 0.73~0.86。有研究表明，CBI 的整体内容符合华人的文化，适合中国人群。我国台湾学者周桂如等在关于台湾地区老年痴呆患者照顾者负担的研究中运用并发展了 CBI 的中文版。2006 年，北京大学护理学院岳鹏等将中文版 CBI 引入中国大陆地区，并应用于老年痴呆症患者的照顾者中，信效度检验结果显示中文版 CBI 具有良好的信效度。

（二）量表内容

照顾者负担问卷共有 24 项条目，包含 5 个维度，分别为时间依赖型负担（条目 1~5）、发展受限性负担（条目 6~10）、身体性负担（条目 11~14）、社交性负担（条目 15~18）和情感性负担（条目 19~24）。每个条目采取 Likert 5 级评分法，按照负担的轻重，从"完全不赞同"到"完全赞同"分别计 0~4 分（表 5-7）。量表的总分为 0~96 分，得分越高，说明照顾者负担越重。另外，本量表为自评量表，受试者完成整个量表需要 10~15 分钟的时间。

表 5-7 照顾者负担问卷（CBI）

根据您最近一星期的实际情况在相应的选项上打"√"。

为了照顾患者，您有这样的感觉：	完全不赞同（从不）	稍微不赞同（偶尔）	中立态度（有时）	赞同（经常）	完全赞同（总是）
1. 我觉得没有足够的睡眠					
2. 我觉得身体相当疲惫					
3. 我觉得照顾患者让我生病					
4. 我觉得我的的健康受到影响					
5. 我和我的家人相处得没有像以前一样融洽					
6. 我以患者为耻					
7.（已婚者回答）我觉得我的婚姻出了问题（未婚者回答）我觉得我的终身大事受到影响					
8. 我对患者的行为感到不好意思					

续表

为了照顾患者，您有这样的感觉：	完全不赞同（从不）	稍微不赞同（偶尔）	中立态度（有时）	赞同（经常）	完全赞同（总是）
9. 我觉得家务或工作做的没有以前那么好					
10. 我为照顾患者所做的努力并没有得到其他家人的欣赏和肯定					
11. 我觉得那些能帮忙但又不肯帮忙的亲戚让我生气					
12. 我对自己与患者的互动感到生气					
13. 当朋友来访见到患者，我觉得不自在					
14. 我讨厌患者					
15. 患者需要我协助他做许多日常生活事物					
16. 患者依赖我					
17. 我必须一直注意患者，以防他出现危险情况					
18. 我必须协助他做许多最基本的照顾事项					
19. 我忙于照顾患者而没有时间休息					
20. 因照顾患者，我觉得人生有许多事情我没有经历过					
21. 我希望逃离这种情境					
22. 照顾患者的工作影响了我的社交生活					
23. 我觉得照顾患者让我心力憔悴					
24. 我期盼在此时事情会变得不一样了					

（三）使用方法及注意事项

（1）填写的内容需为照顾者最近一周内的实际感受。

（2）照顾者需为患者的家庭成员或主要亲属，不需要付给照顾者费用。

（3）患者需长期居家，且照顾者平均每周照顾患者5天以上，持续照顾3个月以上。

二、老年人家庭照顾者健康需求问卷

（一）量表简介

老年人家庭照顾者健康需求问卷由刘腊梅等于2007年编制，是评估老年人家庭照顾者健康需求，提高照顾者健康水平的量化工具。编者以Gorden的11项功能性健康形态为理论构架，从照顾者的生理、心理、社会、文化、压力调试、生活行为等层面，结合照顾者角色特点，从照顾老年人所需知识和技能及社会支持性服务需求方面编制老年人家庭照顾者健康需求问卷。研究显示，该问卷具有良好的信效度，内部一致性信度Cronbach's α为0.97，内容效度为0.92，重测效度为0.9，且具有临床应用意义。

（二）量表内容

该量表分为2个维度：照顾老年人所需知识和技能及社会支持性服务。共设28个条目，每个条目根据Likert 5级评分法：不需要、不太需要、无所谓、需要和非常需要，赋予1~5的分值，分值越高说明照顾者对该条目的要求越高（表5-8）。

表5-8　老年人家庭照顾者健康需求问卷

条目	不需要	不太需要	无所谓	需要	非常需要
1. 老人所患疾病的相关知识 （如病因、症状、预后等）					
2. 老人身体不适（如疼痛、发热等）的照护指导					

续表

条目	不需要	不太需要	无所谓	需要	非常需要
3. 老人安全用药的指导					
4. 老人应用某些医疗器械（如注射器、体温计）的指导					
5. 老人心理问题（如悲伤、消极、抑郁等）的指导					
6. 老人行为问题（如喊叫、行为幼稚）的指导					
7. 与老人交流技巧的指导					
8. 老人居家环境的安全指导（如预防老年人跌倒）					
9. 老人的康复指导（如康复训练）					
10. 老人的饮食营养指导					
11. 预防和处理老人压力性损伤的指导					
12. 处理老人尿便失禁问题的指导					
13. 处理老人便秘问题的指导					
14. 老人参加社交活动的指导					
15. 老人如何锻炼（如锻炼时间、形式、强度等）的指导					
16. 老人睡眠与休息的指导					
17. 处理老人记忆力下降发生的问题（如迷路、走失等）					
18. 为老人提供定期上门评估					
19. 为老人提供日间护理服务					
20. 为照顾者提供心理问题指导					
21. 为照顾者如何适应照顾角色的指导					
22. 为照顾者提供经济协助					
23. 为照顾者提供处理人际冲突的指导					
24. 为照顾者提供缓解照顾压力的指导					
25. 为照顾者提供定期讲座					

续表

条目	不需要	不太需要	无所谓	需要	非常需要
26. 为照顾者发放科普手册					
27. 为照顾者提供电话科普手册					
28. 为照顾者提供转诊和协助转诊信息					
您在照顾老人方面还有哪些需要?					

（三）使用方法及注意事项

（1）照顾者需为患者的家庭成员或主要亲属，不需要付给照顾者费用。

（2）患者需长期居家，且照顾者平均每周照顾患者 5 天以上，持续照顾 3 个月以上。

第六章　老年综合征评估

第一节　跌倒评估

跌倒是指无意识摔倒在地上或一些更低的平面上，但不包括暴力、意识丧失、偏瘫或是癫痫发作所致的跌倒。跌倒不仅是一种突发事件，也是老年人最常见、最严重的问题之一，中国疾病监测系统死因监测结果显示，跌倒死亡是65岁及以上人群因伤害致死的第一位死因。另外，跌倒给老年人带来极大的伤害，除直接伤害外，间接伤害如长期卧床引起的肺炎、压力性损伤、静脉血栓以及心理创伤等都会严重影响老年人的健康和生活质量。在跌倒的防范管理中，跌倒的评估至关重要。目前，常用的跌倒风险评估工具有跌倒风险评估工具和Morse跌倒评估量表等。

一、跌倒风险评估工具

（一）量表简介

跌倒风险评估工具（fall risk assessment tool，FRA）由澳大利亚昆士兰大学研制，在国外应用较为成熟。刘青青等将量表翻译成中文后，测得其总量表Cronbach's α系数为0.91，各条目Cronbach's α系数为0.71~0.86，具备良好的内部一致性信度。该量表设计比较简单，主要用于对老年住院患者进行跌倒风险评估，护士利用5~10分钟即可完成评估。

（二）量表内容

量表由 10 个条目构成，即年龄、跌倒史、平衡能力、精神状态、营养及睡眠、视力、表达能力、药物治疗、慢性病和尿失禁（表 6-1），每个条目采用 Likert 4 级评分法，对应分值为 0~3 分，分数越高表明跌倒发生的危险度越高。结果评定：中度危险性，10~20 分；高度危险性，21~30 分。

表 6-1 跌倒风险评估工具（FRA）

评估条目	风险度评分				首次评估备注	得分
	0 分	1 分	2 分	3 分		
年龄	0~19 岁	20~59 岁	60~70 岁	70 岁以上		
跌倒史	1 年内	半年内	3 个月内	1 个月内		
平衡能力	活动自如	辅助行走	需要辅助装置	局限于床、椅		
精神状态	定向力良好	时间或地点定向障碍	环境定向障碍	环境和（或）自我定向障碍		
营养及睡眠	良好	中等	不良	严重不良		
视力	正常	佩戴眼睛	视物模糊	失明		
表达能力	正常	语言缺乏	语言障碍	严重语言障碍		
慢性病	无	一种	两种	多种		
尿频/尿失禁	无	频率增加	夜尿增多、压迫性尿失禁	欲望性尿失禁/留置尿管		
药物治疗	无	心血管药物：β受体阻滞剂、利尿剂、降压药	中枢神经类：镇静剂类药物	同时应用心血管类及中枢神经类药物		
评定总分						

二、Morse 跌倒评估量表

（一）量表简介

Morse 跌倒评估量表（Morse fall scale，MFS）由美国宾夕法尼亚大学的 Janice Morse 教授于 1989 年研制并在医院推广使用，是一个专门用于预测跌倒可能性的量表，已被翻译成多种语言并在美国、加拿大、瑞典、澳大利亚等多个国家和地区的医疗机构广泛使用。周君桂等对该量表进行了汉化，量表具有良好的测试者间信度，并且可接受性较好，但是量表的内部一致性较低，各条目具有独立性，代表了跌倒的不同方面的风险因素。

（二）量表内容

Morse 跌倒评估量表（MFS）由 6 个条目组成：近 3 个月的跌倒史、超过 1 个医学诊断、使用行走辅助用具、静脉输液或使用肝素锁、步态和认知状态（表 6–2）。量表测试大约需要 5 分钟，具有临床可行性。

条目及评分标准：①近 3 个月内跌倒史（无 =0 分，有 =25 分）；②超过 1 个医学诊断（无 =0 分，有 =15 分）；③使用行走辅助用具（不需要 / 完全卧床 / 护士扶持 =0 分，使用拐杖、手杖、助行器 =15 分，扶靠家具行走 =30 分）；④静脉输液 / 置管 / 使用肝素锁（无 =0 分，有 =20 分）；⑤步态（正常 / 卧床休息 / 坐轮椅 =0 分，乏力 / ≥ 65 岁 / 直立性低血压 =10 分，失调及不平衡 =20 分）；⑥认知状态（了解自己能力 =0 分，忘记自己受限制 / 意识障碍 / 躁动不安 / 沟通障碍 / 睡眠障碍 =15 分）。总分为 125 分，得分越高表示跌倒风险越大。

表 6–2　Morse 跌倒评估量表

评估内容	评分标准	得分
1. 近 3 个月内跌倒史	无：0 分 有：25 分	
2. 超过 1 个医学诊断	无：0 分 有：15 分	

续表

评估内容	评分标准	得分
3. 使用行走辅助用具	不需要 / 完全卧床 / 护士扶持：0 分 拐杖 / 手杖 / 助行器：15 分 依扶家具行走：30 分	
4. 静脉输液 / 置管 / 使用肝素锁	无：0 分 有：20 分	
5. 步态	正常 / 卧床休息 / 坐轮椅：0 分 乏力 / ≥ 65 岁 / 直立性低血压：10 分 失调及不平衡：20 分	
6. 认知状态	了解自己能力：0 分 忘记自己受限制 / 意识障碍 / 躁动不安 / 沟通障碍 / 睡眠障碍：15 分	
总分		

（三）使用方法及注意事项

（1）评估时机：65 岁以上患者、临床上有跌倒危险的患者入院时评估；≥ 45 分每周至少评估 1~2 次；患者病情发生变化或者口服会导致跌倒药物时需评估；患者转到其他科室时需评估；跌倒后需评估。

（2）使用药物治疗：指用麻醉药、抗组胺药、抗高血压药、镇静催眠药、抗癫痫痉挛药、轻泻药、利尿药、降糖药、抗抑郁抗焦虑精神病药。

（3）≥ 45 分为高度危险，提示患者处于易受伤危险中，应采取相应的保护措施。

第二节　疼痛评估

疼痛强度被认为是决定疼痛影响个体总体功能和健康感的主要因素。疼痛是伤害性刺激作用于机体引起的不愉快的主观体验，伴有感觉、知觉和情绪反应。1995 年美国疼痛协会把疼痛定义为继体温、脉搏、呼吸、血压四大生命体征之后的第五生命体征。目前临床上用于疼痛评估的方法有多种，如视觉模拟评分法、口述分级评分法和面部表情分级评分。老年人的疼痛评估是一个值得重视的问题，资料显示老年人更易患慢性疼痛性疾病，65 岁以上老年人 80%~85% 存在一种或一种以上诱发疼痛症状的疾病。正确的疼痛评估对于有效降低疼痛感是一种心理上的支持和帮助，可以简化疼痛管理过程，使疼痛得到有效的干预。

一、视觉模拟评分法

（一）量表简介

视觉模拟评分法（visual analogue scale，VAS）是用来判断疼痛症状的严重程度，该法比较灵敏，有可比性。具体做法是：在纸上面画一条 10 cm 的横线，横线的一端为 0，表示无痛；另一端为 10，表示剧痛；中间部分表示不同程度的疼痛。让患者根据自我感觉在横线上画一记号，表示疼痛的程度。VAS 简单易行、有效，相对比较客观而且敏感，在表达疼痛强度时，是一种较少受到其他因素影响的测量方法。

（二）量表内容

视觉模拟评分法（VAS）是使用一条长约 10 cm 的游动标尺一面标有 10 个刻度，两端分别为 "0" 分端和 "10" 分端表示无痛，"10" 分代表难以忍受的最剧烈疼痛（图 6-1）。使用时将有刻度的一面背向患者，让患者在直尺上标出能代表自己疼痛程度的相应位置，评估者根据患者标出的位置为其评出分数，临床评定以 "0~2 分" 为优，"3~5 分" 为良，"6~8 分" 为可，"> 8 分" 为差。

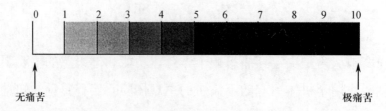

图 6-1　视觉模拟评分法（VAS）

（三）使用方法及注意事项

（1）注意量表的测评时间：该量表测评老年人当时的疼痛情况，在测评时，应向被试者强调测评的时间范围为"此时此刻"。

（2）适用人群：此法适用于无意识障碍语言表达正常的患者。该量表最大的优点是操作简单，易于理解；但有的患者不适用，如手术后疼痛，有时患者不能完全理解该量表的意义。

二、口述分级评分法

（一）量表简介

口述分级评分法（verbal rating scales，VRS）由一系列用于描述疼痛的形容词组成，也称为词语等级量表，描述词以疼痛从最轻到最强的顺序排列。有4级评分法、5级评分法等方法。VRS是患者自述评价疼痛强度和变化的一种工具，该方法评分简单，不受患者教育水平和风俗习惯的影响，但精确度不够，不适合科研，适合临床工作。

（二）量表内容

口述分级评分法（VRS）是使用人类表达疼痛最原始的词汇，由患者自述评价疼痛强度和变化的一种工具，其准确性和灵敏度亦较高。常见的有4级评分、5级评分、6级评分、12级评分和15级评分。临床上最常用的是4级和5级评分法（表6-3），分为无痛、轻度痛、中度痛、重度痛、剧烈痛5级或无痛、轻度痛、中度痛、重度痛、剧烈痛和难以忍受的痛6级。

表6-3　口述分级评分法（VRS）

1	4级口述言辞评分法 a）无疼痛（0分） b）轻微疼痛（1分） c）中等疼痛（2分） d）剧烈疼痛（3分）

续表

2	5级口述言辞评分法 a）轻微疼痛（1分） b）引起不适感的疼痛（2分） c）引起窘迫感的疼痛（3分） d）严重的疼痛（4分） e）剧烈的疼痛（5分）
3	0~5级描述疼痛量表 0级无疼痛 1级轻度疼痛：可忍受，能正常生活睡眠 2级中度疼痛：适当干扰睡眠，需用镇痛药 3级重度疼痛：干扰睡眠，需用麻醉镇痛剂 4级剧烈疼痛：干扰睡眠较重，伴有其他症状 5级无法忍受：严重干扰睡眠，伴有其他症状或被动体位

（三）使用方法及注意事项

（1）注意量表的测评时间：该量表测评老年人当时的疼痛情况，在测评时，应向被试者强调测评的时间范围为"此时此刻"。

（2）适用人群：此法适用于无意识障碍语言表达正常的患者。该法的词语易于理解，可随口表达，沟通方便，但受主观因素影响大，不适合言语表达障碍的患者。

三、面部表情分级评分

（一）量表简介

面部表情分级评分（face rating scale，FRS）较为客观并且方便。它是在模拟评分方法的基础上发展起来的，简单易懂，具有较好的信度与效度，适用面相对较广。该方法1990年开始用于临床评估。此法最初用于儿童的疼痛评估，但实践证明此法适合于任何年龄，尤其适用于3岁以上，没有特定的文化背景或性别要求。这种评估方法简单、直观、形象、易于掌握，不需要任何附加设备，特别适用于急性疼痛者、老人、小儿、文化程度较低者、表达能力丧失者及认知功能障碍者。有研究证明 FRS 最适合老年人疼痛评估，是最佳的评估量表。

（二）量表内容

面部表情分级评分包括一系列进行性痛苦的面部表情，FRS 原来有 7 个水平排列的面部表情，2001 年修订后改为 6 个，依次标有数字 0、2、4、6、8、10（或 0、1、2、3、4、5）。受试者使用从快乐到悲伤及哭泣的 6 个不同表现的面容，选择代表其疼痛强度的面部表情（图 6-2）。

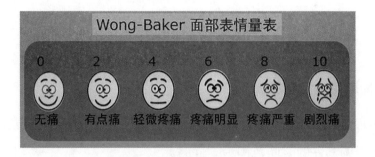

图 6-2 面部表情分级评分

（三）使用方法及注意事项

（1）注意量表的测评时间：该量表测评老年人当时的疼痛情况，在测评时，应向被试者强调测评的时间范围为"此时此刻"。

（2）适用人群：该量表简单、直观、形象、易于理解，特别适用于急性疼痛者、老人、小儿、文化程度较低者、表达能力丧失者及认知功能障碍者，应用人群较广泛。

四、数字评定量表

（一）量表简介

数字评定量表（numerical rating scale，NRS）数字分级法用 0~10 的数字代表不同程度的疼痛，0 为无痛，10 为剧痛。让患者自己圈出一个最能代表疼痛程度的数字。NRS 是临床最常用的量表，对大多数老年人来说也是好的首选。

（二）量表内容

数字评定量表（NRS）数字分级法用 0~10 的数字代表不同程度的疼痛（图6-3）。NRS 要求患者从 0、10 中圈出一个最能代表疼痛程度的数字，0 为无痛，1~3 为轻度疼痛，4~6 为中度疼痛，7~9 为重度疼痛，10 为剧痛。对抽象思维异常的人来说，垂直型较水平型更简单，老年人也更喜欢。

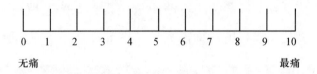

图 6-3　数字评定量表（NRS）

（三）使用方法及注意事项

（1）注意量表的测评时间：该量表测评老年人当时的疼痛情况，在测评时，应向被试者强调测评的时间范围为"此时此刻"。

（2）适用人群：此法适用于无意识障碍语言表达正常的患者。虽然 NRS 在老年人中应用时是一个可靠有效的疼痛强度量表，但相当部分老年人，不论认知是否受损，感到回答量表时有困难。

第三节　压力性损伤评估

由于老年人生理特殊性，例如真表皮之间连接脆弱、皮下组织减少、毛细血管功能变弱等，使他们成为压力性损伤的高发人群。当老年人发生压力性损伤后，愈合速度也会受到这些因素的影响而变慢。压力性损伤的发生会对老年人产生众多的影响，因此需要加强皮肤压力性损伤的评估，提高认识，避免压力性损伤对老年人健康的影响。目前，常用的压力性损伤风险评估量表包括 Braden 压力性损伤风险评估量表、Norton 压力性损伤风险评估量表、Waterlow 压力性损伤风险评估量表和压力性损伤危险因素评估表。

一、Braden 压力性损伤风险评估量表

（一）量表简介

Braden 压力性损伤风险评估量表由美国的 Braden 和 Bergstrom 两位博士于 1987 年制订。它是由一项调查压力性损伤危险因素的研究发展而来，经过临床护士的使用，发现其是一个信度较高的评估工具。不同的研究者认为其临界分值存在争议，界值为 14~18 分不等。综合各研究结果，其推荐使用的诊断界值为 18 分。

（二）量表内容

由 6 个被认为是压力性损伤发生的最主要的危险因素构成，即从患者的感觉、行动、活动能力 3 个因素和影响皮肤耐受力的 3 个因素（皮肤潮湿、营养状况、摩擦力和剪切力）6 个方面来进行评估（表 6-4）。除"摩擦力和剪切力"一项评分为 1~3 分外，其余 5 个条目的评分均为 1~4 分，总分为 6~23 分，总分得分越低，则表示发生压疮的危险性越高，其中低度危险 15~18 分；中度危险 13~14 分；高度危险 10~12 分；极度危险 ≤ 9 分。

表 6-4 Braden 压力性损伤风险评估量表

评分条目	评分及依据				得分
	1 分	2 分	3 分	4 分	
感觉	完全丧失	严重丧失	轻度丧失	未受损害	
皮肤潮湿	持久潮湿	十分潮湿	偶尔潮湿	很少潮湿	
活动能力	卧床不起	局限于椅	扶助行走	活动自如	
行动能力	完全受限	严重限制	轻度限制	不受限制	
营养状况	严重不良	不良	中等	良好	
摩擦和剪切力	有问题	有潜在危险	无		
总分					

（三）使用方法及注意事项

（1）需要由专门受训人员来完成，用于压力性损伤发生风险的评估。

（2）评分细节

1）感觉：①完全丧失：面对疼痛刺激无反应或大部分接触床表面只有很小感觉疼痛的能力。②严重丧失：仅仅对疼痛有反应，只能以呻吟或烦躁不安表达不适；或身体 1/2 无法感知疼痛或不适的能力受限。③轻度丧失：对言语指令有反应，但无法在感受不适时表达，或需由其他人协助翻身；或者 1~2 个肢体有感觉疼痛或不适的能力。④未受损害：无感觉障碍，感觉或表达疼痛不适的能力没有受限。

2）潮湿：①持久潮湿：由于出汗或小便，皮肤总是处于潮湿状态（在每次移动或翻身时发现）。②十分潮湿：皮肤经常潮湿，床单至少每班更换 1 次。③偶尔潮湿：皮肤偶尔潮湿，床单需要每天额外更换 1 次。④很少潮湿：皮肤经常保持干燥，仅在常规时间需要更换床单。

3）活动能力：①卧床不起：限制卧床。②局限于椅：行走的能力严重受限或必须依赖椅子或轮椅。③扶助行走：可以短距离行走或不伴辅助，每次在床上或椅子上移动需耗费很大力气。④活动自如：每天至少可在室外步行两次，室内每两小时活动一次。

4）行动能力：①完全受限：没有帮助身体或肢体不能轻微地改变位置。②严重受限：可以轻微改变身体或肢体位置，但不能独立、经常或明显改变。③轻度受限：可以独立、经常、轻微改变身体或肢体位置。④不受限制：不用辅助可以经常进行大的改变。

5）营养状况：①严重不良：从未完整地吃完一餐饭，或很少能吃完 1/3 的饭，缺乏蛋白质；喝水很少，没有进食流质饮食，或者禁食和（或）只有流质摄入或静脉营养大于 5 天以上。②不良：很少吃完一餐，蛋白质摄入仅三餐中的肉或奶制品；摄入的流质或鼻饲饮食低于最佳需要量。③中等：能吃完半份以上食物，每餐都含有肉或奶制品食物；管饲或胃肠外营养（TPN）提供维持身体的营养需求。④良好：能进食几乎整份饭菜，从不拒绝进食，不需要额外补充营养。

6）摩擦和剪切力：①有问题：移动时需要大量的帮助，不能做到完全抬起而不碰到床单，在床上或椅子上时经常滑落。痉挛、挛缩或躁动不安通常导致摩擦。②有潜在危险：躯体移动乏力或者需要帮助，在移动过程中，皮肤一部分会碰到床单、椅子、约束带或其他设施，在床上或椅子上可保持相对好的位置，偶尔会滑落下来。③无明显问题：能独立移动，并且有足够力量在移动时完全抬起躯体，在床上和椅子上总是保持良好的位置。

二、Norton 压力性损伤风险评估量表

（一）量表简介

Norton 压力性损伤风险评估量表是 1962 年源自于老年人压力性损伤研究而建立的四分量表，是最早用于压力性损伤评估的量表。其优点是简单、快速、易于使用，适用于评估老年患者，适合普查。美国卫生保健政策研究机构推荐应用 Norton 量表来预测卧床患者压力性损伤发生的可能性。该量表灵敏度为 73%~92%，特异度为 61%~94%。

（二）量表内容

Norton 压力性损伤风险评估量表评估条目囊括五个维度：一般情况、神志情况、活动程度、行走、大小便失禁（表 6-5）。Norton 压力性损伤风险评估量表评分范围为 5~20 分，临界点为 12 分，≤ 12 分属于危险人群，得分越低，压力性损伤风险越大。本量表需要由专门受训人员来完成压力性损伤发生风险评估。Norton 量表通俗易懂，但评估内容较为粗略，可作为普查工具使用。

表 6-5　Norton 压力性损伤风险评估量表

条目	4 分	3 分	2 分	1 分	得分
身体情况	良好	一般	差	非常差	
精神状态	清醒	嗜睡	模糊	昏迷	
活动力	自理	协助行走	卧床可活动	卧床不可活动	
移动力	完全自如	少许限制	非常限制	不能行走	
失禁	无	有时失禁	经常失禁	二便失禁	

三、Waterlow 压力性损伤风险评估量表

（一）量表简介

Waterlow 压力性损伤风险评估量表是在 1984 年英国一家骨科医院进行的一项研究中衍生出的，是欧洲国家用于评估老年人群压力性损伤风险的主要量表，具有评分简易、指标客观、内容全面等特点。

（二）量表内容

Waterlow 量表有 7 个常规条目与 4 个特殊条目共 11 个条目，包括体重指数、皮肤状况、性别、年龄、饮食、大小便失禁、活动能力、组织营养状况、神经系统缺陷、手术或创伤、药物使用。每个条目 0~8 分，总分 45 分，评分为 10~14 分提示轻度危险，15~19 提示高度危险，大于 19 分提示严重危险，得分越高，压力性损伤发生的风险越大，当压力性损伤危险因素发生变化时应再次评估（表 6-6）。

表 6-6　Waterlow 量表

科室：_____　　　床　号：_____　　　姓名：_____　　　性别：_____
年龄：_____　　　住院号：_____　　　诊断：_____　　　时间：_____

条目	具体内容及分值	得分
性别	A 男（1 分）　　B 女（2 分）	
年龄	A 14~49 岁（1 分）；B 50~64 岁（2 分）；C 65~74 岁（3 分）；D 75~80 岁（4 分）；E ＞ 81 岁（5 分）	
皮肤状况	A 健康（0 分）；B 薄如纸（1 分）；C 干燥（1 分）；D 水肿（1 分）；E 潮湿（1 分）；F 颜色差（2 分）；G 裂开 / 红斑（3 分）	
体形	A 正常（0 分）；B ＞正常（1 分）；C 肥胖（2 分）；D ＜正常（3 分）	
组织营养不良	A 恶液质（8 分）；B 贫血 - 血红蛋白＜ 80 g/L（2 分）；C 吸烟（1 分）；D 外周血管病（5 分）；E 单脏器疾病（5 分）；F 多器官衰竭（8 分）	

续表

条目	具体内容及分值	得分
失禁情况	A 完全控制（0分）；B 偶有失禁（1分）；C 尿/大便失禁（2分）；D 大小便失禁（3分）	
运动能力	A 完全（0分）；B 烦躁不安（1分）；C 冷漠（2分）；D 限制（3分）；E 迟钝（4分）；F 固定（5分）	
食欲	A 正常（0分）；B 差（1分）；C 鼻饲（2分）；D 流质（2分）；E 禁食（3分）；F 厌食（3分）	
手术	A 整形外科/脊椎（5分）；B 手术时间＞2小时（5分）；C 手术时间＞6小时（8分）	
神经功能障碍	A 运动/感觉缺陷（4~6分）；B 糖尿病（4~6分）；C 截瘫（4~6分）；D 心脑血管疾病（4~6分）	
药物治疗	大剂量类固醇/细胞毒性/抗菌素（4分）	
总分值		

（三）使用方法及注意事项

（1）测评方式：该量表由医务人员根据患者实际情况，通过床边问诊和简单地测量进行评定。

（2）计分方法：11个条目的得分相加即为量表评分，得分越高，表明压力性损伤发生的风险越大，当压力性损伤危险因素发生变化时应再次评估。

四、压力性损伤危险因素评估表

（一）量表简介

压力性损伤的危险因素主要包括局部性因素和全身性因素，因此压力性损伤危险因素评估时需要从这两方面考虑。

（二）量表内容

量表评估项目包括神志及意识状况、营养状况、活动情况、体位变换能力、排泄控制、皮肤感觉和皮肤状况7个方面（表6-7），对其中不易把握的营养状况、体位变换能力两个方面进行注释，以帮助护理人员进行精准评估。每个方面按程度进行 1~4 分评价，总分 7~28 分。

表 6-7　压力性损伤危险因素评估表

项目	1分	2分	3分	4分
神志、意识状况	清醒	淡漠	模糊	昏迷
营养状况	好	一般	差	极差
活动情况	运动自如	扶助下行走	依赖轮椅	卧床
体位变换能力	可自主变换	轻度受限	重度受限	完全受限
排泄控制	能控制	尿失禁	大便失禁	二便失禁
皮肤感觉	感觉正常	感觉轻度迟钝	感觉明显迟钝	感觉丧失
皮肤状况	弹性好	干燥老化	脱水或轻度水肿或高热多汗	中度或重度水肿

（三）使用方法及注意事项

（1）需要由专门受训人员来完成，用于压力性损伤发生风险的评估。

（2）评分细节：< 18 分为暂时没有压力性损伤危险；18~21 分为压力性损伤高危人群；≥ 21 分为压力性损伤极高危人群。

1）营养状况：①好 = 能吃完提供的所有食物；摄取 4 份或更多的蛋白单位；经常吃餐间饮食，不需补充食物。②一般 = 能吃完多于一般的食物份额；摄取 4 份蛋白单位；有时会吃补充食品或通过管道或输液获得绝大多数的营养物质。③差 = 很少吃完 1 份正常的食物量，但通常能吃完所提供食物的一半；摄取大概 3 份的蛋白单位；不经常进食或补充食品或通过管道或输液获得很少的营养物质。④极差 = 能少量进食，或只吃正常小份额的 1/3；摄取 2 份或更少的蛋白单位（奶制品、鱼或肉）；不吃补充食物或禁食或只输普通液体或超过 5 天只是输液维持。

2）体位变换能力：①可自主变换 = 能独立的全方位改变体位。②轻度受限 = 头部或四肢能进行小幅度的有规律的位置改变。③重度受限 = 有时能做到细小的活动（头部或四肢）；能单独的没有规律的改变体位，但不充分。④完全受限 = 没有帮助连细小的体位改变都不能完成。

第四节　营养评估

受生理功能减退或失能、易患病、病程长、病种复杂等多种因素影响，我国老年人群营养不良风险整体较高。根据世界卫生组织的定义，广义的营养不良包括营养不足或缺乏以及营养过剩。营养不良可导致许多不良后果，包括肌萎缩、免疫力下降、并发症发生风险增高、治疗过程延长和死亡率上升，严重影响老年人的身体健康和生活质量，同时给家庭和社会带来沉重的负担。因此，对老年人群营养不良的早期筛查、诊断和干预是至关重要的。目前，被广泛应用且适用于老年人群的营养评估工具包括简易营养评估量表、主观全面评定法和营养风险筛查。

一、简易营养评估量表

（一）量表简介

简易营养评估量表（mini-nutritional assessment，MNA）是 Guigoz、Vallas 和 Garry 于 1994 年专为老年人设计的一种简单、快速的营养评估工具，具有可靠的评分标准和明确的衡量尺度，并且无须使用生化指标和昂贵的实验室检查。我国学者对该量表进行了信效度检验，发现其 Cronbach's α 系数为 0.711，与营养风险筛选量表（RNS）的相关系数为 0.661，目前已被广泛应用于筛查和评估社区、医院、疗养院和门诊等老年人的营养状况。

（二）量表内容

简易营养评价法量表（MNA）由 18 个条目组成，包括人体测量（0~8 分），整体评价（0~9 分）、饮食习惯评价（0~9 分）及主观评价（0~4 分）四部分内容（表 6-8）。前 6 个条目为营养不良筛查，若得分 ≤ 11 分，则进一步完成后 12 个条目进行具体评估。量表总分为 30 分，MNA ≥ 24 分为营养正常；17~24 分为潜在营养不良；< 17 分为营养不良。

表 6-8　简易营养评估量表（MNA）

姓名：_____　　住院号：_____　　性别：_____　　年龄：_____

身高：_____　　体　重：_____　　BMI：_____　　日期：_____

营养筛检	分数
1. 既往 3 个月内是否由于食欲下降、消化问题、咀嚼或吞咽困难而摄食减少？ 0= 食欲完全丧失 1= 食欲中等度下降 2= 食欲正常	
2. 近 3 个月内体重下降情况 0= 大于 3 kg 1= 不知道 2=1~3 kg 3= 无体重下降	
3. 活动能力 0= 需卧床或长期坐着 1= 能不依赖床或椅子，但不能外出 2= 能独立外出	
4. 既往 3 个月内有无重大心理变化或急性疾病？ 0= 有 2= 无	
5. 神经心理问题 0= 严重智力减退或抑郁 1= 轻度智力减退 2= 无问题	
6. 体重指数（BMI, kg/m^2）：体重（kg）/ 身高（m^2） 0=BMI < 19 1=19 ≤ BMI < 21 2=21 ≤ BMI < 23 3=BMI ≥ 23	
筛检分数（小计满分 14 分） ≥ 12 分，表示正常（无营养不良危险性），无须以下评价 ≤ 11 分，提示可能营养不良，请继续以下评价	

续表

一般评估	分数
7. 独立生活（无护理或不住院）？ 0= 否 1= 是	
8. 每日应用处方药超过 3 种？ 0= 是 1= 否	
9. 压力性损伤或皮肤溃疡？ 0= 是 1= 否	
10. 每日可以吃几餐完整的餐食？ 0=1 餐 1=2 餐 2=3 餐	
11. 蛋白质摄入情况 ＊每日至少 1 份奶制品？A）是 B）否 ＊每周 2 次或以上蛋类？A）是 B）否 ＊每日肉、鱼或家禽？A）是 B）否 0.0=0 或 1 个"是" 0.5=2 个"是" 1.0=3 个"是"	
12. 每日食用 2 份或 2 份以上蔬菜或水果？ 0= 否 1= 是	
13. 每日饮水量（水、果汁、咖啡、茶、奶等） 0.0= 小于 3 杯 0.5=3~5 杯 1.0= 大于 5 杯	
14. 进食能力 0= 无法独立进食 1= 独立进食稍有困难 2= 完全独立进食	

一般评估	分数
15. 自我评定营养状况 0= 营养不良 1= 不能确定 2= 营养良好	
16. 与同龄人相比，你如何评价自己的健康状况？ 0= 不太好 0.5= 不知道 1.0= 好 2.0= 较好	
17. 上臂围（cm） 0= 小于 21 0.5=21~22 1.0= 大于等于 22	
18. 腓肠肌围（cm） 0= 小于 31 1= 大于等于 31	
一般评估分数（小计满分 16 分）	
MNA 总分（量表总分 30 分）	

（三）使用方法及注意事项

（1）测评方式：人体测量部分由医护人员完成，以减少测评误差；其余部分可由被试者自行填写，或由工作人员逐条提问，根据被试者的口头回答代为填写。

（2）计分方法：各部分评分相加即得 MNA 总分。

（3）注意量表的测评时间：该量表测评最近 3 个月的情况，在测评时，应向被试者强调测评的时间范围为"最近 3 个月"。

（4）量表条目 6 中的体重指数（BMI）如不能获得，则以测量小腿围（CC）代替，0=CC < 31 cm，3=CC ≥ 31 cm。

二、主观全面评定法

（一）量表简介

主观全面评定法（subjective global assessment，SGA）是由 Detsky 等于 1987 年针对外科住院患者提出的，通过采集病史和人体测量来判定患者的营养等级，侧重于评价慢性或已经存在的营养不良，已被广泛应用于外科手术、慢性疾病、老年患者及危重患者状态评估，在住院患者中灵敏度（82%）和特异性（72%）均较高。SGA 是美国肠外肠内营养学会和欧洲肠外肠内营养学会推荐使用的临床营养评估和筛查工具，能够较好地预测营养不良相关并发症。

（二）量表内容

主观全面评定法（SGA）是可应用于老年人的一个有效、可靠的营养状况评估工具，包括近期体重变化、饮食改变、胃肠道症状、活动能力改变、应激反应、肌肉消耗、三头肌皮褶厚度、踝部水肿 8 个条目，每个条目分为 A、B、C 三个逐渐递增的等级，若 8 个条目中有 ≥ 5 项被评为 B 级，可判定为轻-中度营养不良，若有 ≥ 5 项被评为 C 级，可评定为重度营养不良（表 6-9）。

表 6-9　主观全面营养评价表（SGA）

指标	A 级	B 级	C 级
1. 近期（2 周）体重改变	无 / 升高	减少 < 5%	减少 > 5%
2. 饮食改变	无	轻度减少	明显减少或低能量流质
3. 胃肠道症状	无或食欲不减	轻微恶心、呕吐	严重恶心、呕吐（持续 2 周）
4. 活动能力改变	无或轻微减退	活动受限，能下床活动	卧床
5. 应激反应	代谢率无或低度增高	代谢率中度增高	严重应激反应
6. 肌肉消耗	无	轻度	重度
7. 三头肌皮褶厚度	正常	轻度降低	重度降低
8. 踝部水肿	无	轻度-中度	重度

（三）使用方法及注意事项

（1）测评方式：SGA 需由经过培训的医学专业人员通过采集病史和人体测量完成。

（2）计分方法：在 8 项测量指标中，至少 5 项属于 B 或 C 者，可分别评定为重度或轻–中度营养不良。如果既可评定为 A 又可评定为 B，则主张评为 A，既可评定为 B 又可评定为 C 者，则主张评为 B。

（3）注意量表的测评时间：该量表测评最近 2 周的营养状况。

三、营养风险筛查

（一）量表简介

营养风险筛查 2002（nutritional risk screening 2002，NRS2002）是 2002 年欧洲肠外肠内营养学会（ESPEN）基于对 128 项随机对照试验的回顾性分析得来，是目前唯一有循证医学基础的营养评估工具，其信度和效度已在包括我国在内的许多国家得到验证，具有较好的灵敏度（62%）和特异性（93%）。NRS2002 简便易行，操作性强，3 分钟即可完成，能够预测营养不足或过剩带来的风险，动态判断治疗效果，中国肠外肠内营养学会推荐其为住院患者首选的营养筛查工具，目前在国内应用广泛。

（二）量表内容

营养风险筛查 2002（NRS2002）是专为住院成人设计的量表，包括初筛量表和最终筛查，只要初筛量表中有一个问题的答案为"是"，就可以进入最终筛查，后者主要从患者疾病诊断、营养状态（人体测量、近期体重、一周进食量）和年龄三方面进行评分，总评分范围为 0~7 分，总分值 ≥ 3 分提示患者存在营养风险，需制订营养支持计划；总分 < 3 分时，若患者将接受重大手术，则每周重新评估其营养状况。NRS2002 将年龄作为营养风险的因素之一，亦可用于筛选营养不良的老年患者（表 6–10）。

表 6-10 营养风险筛查 2002（NRS2002）

姓名:_____ 性别:_____ 年龄:_____岁 病床:_____
联系方式:_____ 科室名称:_____ 病例号:_____
主要诊断: 1._____ 2._____ 3._____

风险初筛：

以下任一项答"是"，则进入最终筛查；答"否"，应每周重复调查 1 次

是否 BMI < 20.5?（kg/m²）	是 □	否 □
患者在过去 1~3 个月有体重下降吗？	是 □	否 □
患者在过去的 1 周内有摄食减少吗？	是 □	否 □
患者有严重疾病吗（如 ICU 治疗）?	是 □	否 □

一、疾病有关评分

评分 0 分：营养需要量正常

评分 1 分：营养需要量轻度增加

髋骨折 □　慢性疾病急性发作或有并发症者 □　COPD □　血液透析 □
肝硬化 □　长期血液透析 □　糖尿病 □　一般肿瘤患者 □

评分 2 分：营养需要量中度增加

腹部大手术 □　脑卒中 □　重度肺炎 □　血液恶性肿瘤 □

评分 3 分：营养需要量重度增加

颅脑损伤 □　骨髓移植 □　ICU 患者（APACHE11 > 10 分）□

小结：疾病有关评分_____

二、营养状况评分

1. BMI（kg/m²）（体重____kg，身高____m）

□ 18.5~20.5（2 分）　□ 小于 18.5（3 分）

注：因严重胸腔积液、腹水、水肿得不到准确 BMI 值时，用血清白蛋白替代:____g/L
（< 30 g/L，3 分）

2. 近期（1~3 个月）体重是否下降？（是□，否□）；若是，体重下降____kg

体重下降 > 5% 是在：□ 3 个月内（1 分）□ 2 个月内（2 分）□ 1 个月内（3 分）

3. 1 周内进食量是否减少？（是□，否□）如果是，较从前减少

□ 25%~50%（1 分）　□ 50%~75%（2 分）　□ 75%~100%（3 分）

综合：营养受损评分 □ 0 分　□ 1 分　□ 2 分　□ 3 分

（注：上述 3 个小结评分取 1 个最高值）

三、年龄评分　□ 70 岁以上（1 分）　□ 70 岁以下（0 分）

营养风险总评分：　分　（疾病有关评分 + 营养状况评分 + 年龄评分）

调查者:	日期:

（三）使用方法及注意事项

（1）测评方式：营养风险筛查由医务人员通过床边问诊和简单的人体测量进行评定。

（2）计分方法：疾病有关评分、营养状况评分及年龄评分相加即得量表总分。

（3）注意量表的测评时间：近期体重的测评时间为"最近1~3个月"，进食量的测评时间为"最近1周"。

第五节　睡眠状况评估

睡眠是机体的昼夜节律性生理活动，它不仅是维持个体生存的基本要素，还能促进生长发育，对体力和脑力的恢复有重要作用。睡眠障碍指睡眠过程中出现异常行为，同时睡眠总量也不正常，主要表现为入睡困难、睡眠结构改变、容易过早醒来、睡醒后仍觉疲惫或出现明显不适，甚至在躯体和组织器官上出现功能障碍。因受身体、家庭、社会、心理和环境等多重因素的影响，老年人睡眠障碍较一般人群明显，随着年龄不断增加，睡眠质量呈现逐渐下降的趋势。长期受睡眠障碍的困扰会导致老年人出现严重的健康问题，加重或诱发某些躯体疾病或心理疾病，甚至影响自身疾病的治疗预后，不仅会给个人和家庭带来沉重的生理和心理负担，也会大大增加社会医疗保健的支出。因此，利用恰当的评估工具早期发现并探索有效的干预方法，帮助老年人提高睡眠质量，对提升老年人的生活质量有关键性的作用。常用的睡眠状态评估工具包括阿森斯失眠量表、匹兹堡睡眠质量指数量表和睡眠日志。

一、阿森斯失眠量表

（一）量表简介

阿森斯失眠量表（Athens insomnia scale，AIS）也称作睡眠自测AIS量表，由Dan Sedmark教授于1985年设计而成，用于受试者过去1个月睡眠障碍的自我评估，是一个国际医学界公认的失眠评价量表。AIS 量表已被证明具有良好的信效度，其 Cronbach's α 系数为 0.825，单个条目与总分的相关系数平均分为 0.70。该量表自测结果准确，使用方便，已被广泛应用于包括老年人在内的各类人群中。

（二）量表内容

阿森斯失眠量表（AIS）包括入睡时间、夜醒情况、比期望时间早醒、总睡眠时间、总睡眠质量、白天情绪、白天身体功能和白天思睡 8 个条目，每个题目按 0、1、2、3 分共 4 级评定，选项前的数字即为得分，累计各题得分为总分（表 6–11）。AIS 量表的总评分范围为 0~24 分，总分 < 4 分提示无睡眠障碍，总分在 4~6 分为可疑睡眠障碍，总分 > 6 分提示睡眠障碍；得分越高，表示睡眠质量越差。

表 6–11　阿森斯失眠量表（AIS）

姓名：_____　　性别：_____　　年龄：_____　　文化程度：_____

职业：_____　　临床诊断：_____　　第____次评估　　日期：_____

指导语： 该量表用于记录您对遇到过的睡眠障碍进行自我评估。下列出现的问题，如果在过去的 1 个月内每星期至少 3 次发生在您身上，就请您在相应的选项上打"√"。

1. 入睡时间（关灯后到睡着的时间）			
0：没问题	1：轻微延迟	2：显著延迟	3：严重延迟或没有睡觉
2. 夜间苏醒			
0：没问题	1：轻微影响	2：显著影响	3：严重影响或没有睡觉
3. 比期望的时间早醒			
0：没问题	1：轻微提早	2：显著提早	3：严重提早或没有睡觉
4. 总睡眠时间			
0：足够	1：轻微不足	2：显著不足	3：严重不足或没有睡觉
5. 总睡眠质量（无论睡多长）			
0：满意	1：轻微不满	2：显著不满	3：严重不满或没有睡觉

续表

6. 白天情绪			
0：正常	1：轻微低落	2：显著低落	3：严重低落
7. 白天身体功能（体力或精神：如记忆力、认知力和注意力等）			
0：足够	1：轻微影响	2：显著影响	3：严重影响
8. 白天思睡			
0：无思睡	1：轻微思睡	2：显著思睡	3：严重思睡

（三）使用方法及注意事项

（1）以自评方式完成测评：在告知指导语后，可由工作人员逐句询问老年人，根据老年人的口头回答代为填写；也可让老年人自己阅读和填写。

（2）注意量表的测评时间：应向患者强调该量表测评的是最近 1 个月的睡眠情况；同时，每个选项的发生频率为 ≥ 3 次 / 周。

（3）计分方法：每个条目选项前的数字即为得分，累计各项得分为总分。

二、匹兹堡睡眠质量指数量表

（一）量表简介

匹兹堡睡眠质量指数量表（Pittsburgh sleep quality index，PSQI）是 1989 年由 Buysse 等研制而成的，可对受试者近 1 个月的睡眠质量状况进行测量评价。我国学者刘贤臣等将其引进并证明在中国人群中应用具有较高的信度以及较好的实证和构想效度，其内部一致性信度 Cronbach's α 系数为 0.842，重测信度为 0.830；灵敏度和特异度分别为 98.3% 和 90.3%。PSQI 作为测量睡眠质量的一种简单有效的工具在国内外得到了广泛应用，不仅与多导睡眠脑电图测试结果有较高的相关性，且与抑郁、焦虑自评量表的相关性也较高，对抑郁症、焦虑症、神经衰弱等也有一定的辅助诊断价值。

（二）量表内容

匹兹堡睡眠质量指数量表（PSQI）用于评价受试者近1个月的睡眠质量状况，包括主观睡眠质量、入睡时间、睡眠时间、睡眠效率、睡眠障碍、催眠药物的使用和日间功能障碍7个成分共24个条目，其中19个条目为自评，5个条目为他评（表6-12）。第19个自评条目和5个他评条目不参与计分，剩余18个自评条目参与计分，每个成分的计分范围为0~3分（表6-13），7个成分得分相加即为PSQI总分。PSQI总评分范围为0~21分，总分＜7分时表示受试者睡眠质量比较好，总分≥7分时提示受试者睡眠质量较差。PQSI总分与睡眠质量成反比关系，PQSI总分越高，表示受试者的睡眠质量越差。

表6-12 匹斯堡睡眠质量指数量表（PSQI）

患者姓名_____ 性别_____ 年龄_____ 日期_____

一、请根据您近1个月情况，回答下列问题：
1. 近1个月，晚上睡觉通常是_____点
2. 近1个月，每晚入睡通常需_____分钟
3. 近1个月，通常早上_____点起床
4. 近1个月，每夜通常实际睡眠_____小时（不等于卧床时间）

二、针对下列问题，请在您认为最合适的答案所对应的选项上打"√"。
5. 近1个月，因下列情况影响睡眠而烦恼：

a. 入睡困难（30分钟内不能入睡）	①没有	②＜1次/周	③1~2次/周	④≥3次/周
b. 夜间易醒或早醒	①没有	②＜1次/周	③1~2次/周	④≥3次/周
c. 夜间去厕所	①没有	②＜1次/周	③1~2次/周	④≥3次/周
d. 呼吸不畅	①没有	②＜1次/周	③1~2次/周	④≥3次/周
e. 咳嗽或鼾声高	①没有	②＜1次/周	③1~2次/周	④≥3次/周
f. 感觉冷	①没有	②＜1次/周	③1~2次/周	④≥3次/周
g. 感觉热	①没有	②＜1次/周	③1~2次/周	④≥3次/周
h. 做恶梦	①没有	②＜1次/周	③1~2次/周	④≥3次/周

续表

i. 疼痛不适	①没有　②＜1次/周　③1~2次/周　④≥3次/周	
j. 其他影响睡眠的事情	①没有　②＜1次/周　③1~2次/周　④≥3次/周	

如有，请说明_____

6. 近1个月，总的来说，您认为自己的睡眠

①很好　②较好　③较差　④很差

7. 近1个月，您用催眠药的情况

①没有　②＜1次/周　③1~2次/周　④≥3次/周

8. 近1个月，您常感觉到困倦吗？

①没有　②＜1次/周　③1~2次/周　④≥3次/周

9. 近1个月，您做事情精力不足吗？

①没有　②偶尔有　③有时有　④经常有

10. 您是与人同睡一床（睡觉同伴，包括配偶），或有室友？

□没有　　　　　　　　　□同伴或室友在另外房间

□同伴在同一房间不同床　□同伴在同一床上

如果您与人同睡一床或有室友，请询问同寝者，您在近1个月有无下列情况：

a. 高声打鼾

①没有　②＜1次/周　③1~2次/周　④≥3次/周

b. 睡眠中，您有呼吸较长时间的暂停（呼吸憋气）现象吗？

①没有　②＜1次/周　③1~2次/周　④≥3次/周

c. 睡眠中，您因腿部不适必须踢蹬腿或活动腿吗？

①没有　②＜1次/周　③1~2次/周　④≥3次/周

d. 睡眠中，您有转向或睡迷糊的情况吗？

①没有　②＜1次/周　③1~2次/周　④≥3次/周

e. 您在睡眠过程中，有无其他特殊情况？

①没有　②＜1次/周　③1~2次/周　④≥3次/周

表6-13　匹斯堡睡眠质量指数量表（PSQI）计分说明表

成分	计分方法	得分
Ⅰ睡眠质量	条目6：很好=0，较好=1，较差=2，很差=3	
Ⅱ入睡时间	条目2：≤15分=0，16~30分=1，31~60分=2，≥60分=3； 条目5-a：无=0，＜1次/周=1，1~2次/周=2，≥3次/周=3； 成分Ⅱ评分为条目2与条目5-a之和，若累加分为"0"计0分，"1~2"计1分，"3~4"计2分，"5~6"计3分	

续表

成分	计分方法	得分
Ⅲ睡眠时间	条目4: ＞7小时 =0, 6~7小时 =1, 5~6小时 =2, ＜5小时 =3	
Ⅳ睡眠效率	①床上时间 = 条目3（起床时间）—条目1（上床时间） ②睡眠效率 = 条目4（睡眠时间）/床上时间 ×100% 成分Ⅳ评分为：睡眠效率＞85%=0, 75%~84%=1, 65%~74%=2, ＜65%=3	
Ⅴ睡眠障碍	条目5-b至条目5-j: 无 =0, ＜1次/周 =1, 1~2次/周 =2, ≥3次/周 =3 成分Ⅴ评分为条目5-b至条目5-j的累加分, 若累加分为"0"计0分, "1~9"计1分, "10~18"计2分, "19~27"计3分	
Ⅵ催眠药物	条目7: 无 =0, ＜1次/周 =1, 1~2次/周 =2, ≥3次/周 =3	
Ⅶ日间功能障碍	条目8: 无 =0, ＜1次/周 =1, 1~2次/周 =2, ≥3次/周 =3 条目9: 没有 =0, 偶尔有 =1, 有时有 =2, 经常有 =3 成分Ⅶ评分为条目8与条目9之和, 若累加分为"0"计0分, "1~2"计1分, "3~4"计2分, "5~6"计3分	
PSQI总分	PSQI总分 = 成分Ⅰ + 成分Ⅱ + 成分Ⅲ + 成分Ⅳ + 成分Ⅴ + 成分Ⅵ + 成分Ⅶ	

（三）使用方法及注意事项

（1）测评方式：量表前19个为自评条目，后5个为他评条目。在告知指导语后，可由工作人员逐句询问老年人，根据老年人的口头回答代为填写；也可让老年人自己阅读和填写。

（2）注意量表的测评时间：在测评时，应向受试者强调该量表测评的是最近1个月内各种症状的出现情况，而症状出现的频率为次/周。

（3）计分方法：前18个条目分为7个成分参与计分，计分方法见表6-13，7个成分得分相加即为PSQI总分。

三、睡眠日志

（一）量表简介

　　睡眠日志（sleep diary）是评估睡眠状况的主观工具，是一种自评量表，通过记录一天的睡眠状况和白天活动来评价受试者的睡眠情况。睡眠日志比依靠受试者回忆其长期睡眠模式更为详细，Coates 等的研究表明睡眠日志具有良好的信效度，已被广泛应用于包括老年人在内的多种人群中。

（二）量表内容

　　睡眠日志评估的具体内容包括床上总时间、入睡时间、睡眠总时间、夜间醒觉时间（表 6-14）。床上总时间指被试者躺到床上到离开床的时间；睡眠总时间指被试者从上床到离开床之间所有睡着的时间；入睡时间指被试者躺到床上准备睡觉到被试者真正睡着这段时间；夜间醒觉时间指被试者开始睡觉的所有清醒时间一直到他早上离开床。评估睡眠质量和白天清醒程度均分为 1~5 五个等级，评分越高，说明被试者睡眠质量越高或白天的时候越清醒。

（三）使用方法及注意事项

　　（1）测评方式：受试者在固定的时间填写睡眠日志（通常是早晨起床后或者每日睡前），所有的时间点都不需要看表，仅凭主观感受填写即可。在睡眠日志上可以标出咖啡饮用、运动、照光等白天的一些可能会对睡眠造成影响的情况，也可填写药物使用情况。

　　（2）测评时间：一般失眠患者需要完成 2 周或以上的睡眠日志。

　　（3）计分方法：睡眠日志是一种记录型量表，通过查看睡眠日志，计算受试者的床上总时间、入睡时间、睡眠总时间和夜间醒觉时间，来评价患者睡眠情况。

表6-14 睡眠日志

●熄灯或躺在床上试图睡着　┠────┨睡着的阶段（包含午睡及打盹）　○开灯或起床　↓半梦半醒　☀照光
C 饮用含咖啡因的饮料（咖啡、汽水或茶）　A 饮酒　M 服用药物　E 运动　S 感觉很困　R 放松练习

日期	星期	前一天						今天																	药物（名称/量）	睡眠质量 1-2-3-4-5 很差－很好	白天嗜睡 1-2-3-4-5 很差－很好	备注
		晚上					午夜	早上						中午		下午												
		6	7	8	9	10	11	12	1	2	3	4	5	6	7	8	9	10	11	12	1	2	3	4	5	6			

*请于每日睡前或早晨填写；如有需要可自行加入其他的符号。

第六节　尿失禁评估

尿失禁（urinary incontinence，UI）是一种多因素相关综合征，以膀胱不能维持其控制排尿的功能、尿液不自主地流出为特征，发病率随年龄的增长而增加。国际尿控协会的最新定义指出：尿失禁是一种给患者及照顾者带来社会及卫生问题的尿液非随意流失。尿失禁是老年人存在的普遍问题，虽不直接危及生命，但会引发许多并发症，严重影响老年人的日常生活，同时也会极大地增加老年人的心理压力，还会对老年人及其家庭、卫生保健人员、社会带来沉重的经济负担和精神负担，严重影响老年人的生活质量。导致尿失禁的确切病因尚不清楚，常常是多因素所致，对老年人尿失禁症状进行早期识别、正确诊断和及时防治具有重要的临床意义。常用的评估量表包括国际尿失禁咨询委员会尿失禁问卷表和国际尿失禁咨询委员会尿失禁问卷表简表等。

一、国际尿失禁咨询委员会尿失禁问卷表

（一）量表简介

国际尿失禁咨询委员会尿失禁问卷表（International Consultation on Incontinence Questionnaire Long Form，ICI-Q-LF）在 1998 年世界卫生组织主办的国际尿失禁协商会议上被提出，用以评估在世界不同研究机构临床实践中人群尿失禁的频率、严重程度和对生活质量的影响。国际尿控协会强烈推荐采用 ICIQ 筛查尿失禁患者及评估症状对患者生活质量的影响及疗效。ICIQ 问卷是患者自评问卷，其评估结果与医师完成的问卷差异无统计学意义。加拿大泌尿协会和国际尿失禁咨询委员会推荐 ICIQ 具有 A 级证据级别，英国国家卫生和临床医疗优选研究所也推荐采用 ICIQ 来量化尿失禁的严重程度。

（二）量表内容

该量表用于评定患者最近 4 周内的症状，主要由 5 个部分构成：尿失禁及严重程度、日常生活、性生活、情绪和其他泌尿系症状（表 6-15）。根据患者

实际情况对每项问题进行选择，计算各部分的累计得分，分数越高反映患者尿失禁的程度越严重。

表 6-15 国际尿失禁咨询委员会尿失禁问卷表（ICI-Q-LF）

指导语：请您回忆近 4 周以来的相关症状，并回答以下问题。

问题	序号	评估项目	评估内容	评分或选择□	得分或选项
尿失禁及严重程度	1	请填写出生年月	年　月　日		
	2	2a. 您经常遗尿吗?	从来没有	□	
			大约每周 1 次或更少	□	
			每周 2~3 次	□	
			大约每天 1 次	□	
			大约每天数次	□	
			总是	□	
		2b. 对您来说这问题有多严重?	请写出其中 1 个数字（0 表示无任何问题，10 表示问题极为严重）	0~10	
	3	何时出现遗尿?	从来无尿液遗出	□	
			在能达到厕所之前	□	
			当咳嗽或打喷嚏时	□	
			当睡觉时	□	
			当进行体力活动或锻炼时	□	
			当你完成如厕而穿戴时	□	
			无原因	□	
			总是在遗尿	□	
	4	有时尿失禁患者不得不垫用一些卫生巾、布片和卫生纸用以保护，如您有这类情况，请回答以下问题:			
		4a. 在过去的 4 周内您是否用过任何保护措施?	从来没有（直接回答问题5）	□	
			有些时间	□	
			多数时间	□	
			总是	□	

续表

问题	序号	评估项目	评估内容	评分或选择□	得分或选项
尿失禁及严重程度	4	4b.过去4周内如您曾采取保护措施,请问采用哪一种?	卫生纸或布片	□	
			小卫生巾或内裤衬垫	□	
			专用尿失禁裤、专用卫生巾、其他尿垫	□	
			其他物品（请表述所用物品）	□	
		4c.每天需要更换保护垫多少次?	从来没有	□	
			1~2次	□	
			3~5次	□	
			6次或以上	□	
		我们需要了解您自己估计的遗尿量			
	5	5a.您通常遗尿量有多少（无论是否用护垫）?	无	□	
			少量	□	
			中等量	□	
			大量	□	
		5b.近4周内遗尿量最严重的1次有多少?	无	□	
			少量	□	
			中等量	□	
			大量	□	
日常生活	6	遗尿对您的家务劳动有多大影响（如家务、自理活动、举重物）?	无	□	
			有点	□	
			中等	□	
			明显	□	
	7	遗尿对您的户外活动有多大影响（如购物、访友、看电影）?	无	□	
			有点	□	
			中等	□	
			明显	□	

续表

问题	序号	评估项目	评估内容	评分或选择□	得分或选项
日常生活	8	遗尿对您的工作有多大影响？	无	□	
			有点	□	
			中等	□	
			明显	□	
	9	遗尿对您的活动有多大影响（如散步、和孩子玩耍、跑步、锻炼等）？	无	□	
			有点	□	
			中等	□	
			明显	□	
	10	当你处于一个不熟悉的环境时是否担心厕所所在位置？	无	□	
			有点	□	
			中等	□	
			明显	□	
	11	您是否因担心遗尿而减少饮水量？	从不	□	
			偶尔（小于1/3时间）	□	
			时常（1/3~2/3时间）	□	
			多数时候（多于2/3时间）	□	
	12	您是否因为遗尿而避免旅游（如小车、公交车和长途汽车）？	无	□	
			有时	□	
			时常	□	
			总是	□	
	13	在近4周内，您感觉遗尿对你的生活有多大的破坏？	在0（无）~10（极为严重）之间圈出符合您感觉的数字	0~10	
	14	在近4周内，您感觉遗尿对你的日常生活有多大影响？	在0（无）~10（极为严重）之间圈出符合您感觉的数字	0~10	
	15	近4周内，您如何评价您的生活质量？	在0（无）~10（极为严重）之间圈出符合您感觉的数字	0~10	

续表

问题	序号	评估项目	评估内容	评分或选择□	得分或选项
性生活	16	您是否有外生殖器疼痛或不适？	无	□	
			有点	□	
			中等	□	
			严重	□	
	17	您目前有性生活吗？若选择"无"，请到问题20	有	□	
			无，因为我有遗尿	□	
			无，因为其他原因	□	
	18	您同房时是否感到疼痛？	无	□	
			有点	□	
			中等	□	
			严重	□	
	19	您同房时是否感有遗尿？	无	□	
			有点	□	
			中等	□	
			严重	□	
	20	在近4周内，您感觉遗尿对您的性生活破坏有多大？	在0（无）~10（极为严重）之间圈出符合您感觉的数字	0~10	
情绪	21	遗尿症状是否使您感到抑郁？	无	□	
			是，有一点	□	
			是，中等	□	
			是，很严重	□	
	22	遗尿症状是否使您感到很焦虑或神经紧张？	无	□	
			是，有一点	□	
			是，中等	□	
			是，很严重	□	

续表

问题	序号	评估项目	评估内容	评分或选择□	得分或选项
情绪	23	遗尿症状是否使您感到沮丧？	无	□	
			是，有一点	□	
			是，中等	□	
			是，很严重	□	
	24	由于遗尿您曾感到难堪？	无	□	
			是，有一点	□	
			是，中等	□	
			是，很严重	□	
	25	遗尿症状是否减少了您的生活乐趣？	无	□	
			是，有一点	□	
			是，中等	□	
			是，很严重	□	
其他泌尿系统症状	26	26a. 两次排尿间隔？	每 1 小时	□	
			每 2 小时	□	
			每 4 小时或更长	□	
		26b. 这对您来说是多严重的问题？	在 0（无）~10（极为严重）之间圈出符合您感觉的数字	0~10	
	27	27a. 从入睡到早起一般需要起来排尿几次？	无	□	
			1 次	□	
			2 次	□	
			3 次	□	
			4 次或以上	□	
		27b. 这对您来说是多严重的问题？	在 0（无）~10（极为严重）之间圈出符合您感觉的数字	0~10	

续表

问题	序号	评估项目	评估内容	评分或选择□	得分或选项
其他泌尿系统症状	28	28a. 您是否有尿急？	无	□	
			偶尔（小于 1/3 时间）	□	
			时常（1/3~2/3 时间）	□	
			多数时候（多于 2/3 时间）	□	
			总是	□	
		28b. 这对您来说是多严重的问题？	在 0（无）~10（极为严重）之间圈出符合您感觉的数字	0~10	
	29	29a. 您是否感觉有尿痛？	无	□	
			偶尔（小于 1/3 时间）	□	
			时常（1/3~2/3 时间）	□	
			多数时候（多于 2/3 时间）	□	
			总是	□	
		29b. 这对您来说是多严重的问题？	在 0（无）~10（极为严重）之间圈出符合您感觉的数字	0~10	
	30	30a. 是否有排尿等待现象？	无	□	
			偶尔（小于 1/3 时间）	□	
			时常（1/3~2/3 时间）	□	
			多数时候（多于 2/3 时间）	□	
			总是	□	
		30b. 这对您来说是多严重的问题？	在 0（无）~10（极为严重）之间圈出符合您感觉的数字	0~10	
	31	31a. 是否经常需要用力及使劲才能开始排尿？	无	□	
			偶尔（小于 1/3 时间）	□	
			时常（1/3~2/3 时间）	□	
			多数时候（多于 2/3 时间）	□	
			总是	□	
		31b. 这对您来说是多严重的问题？	在 0（无）~10（极为严重）之间圈出符合您感觉的数字	0~10	

续表

问题	序号	评估项目	评估内容	评分或选择□	得分或选项
其他泌尿系统症状	32	32a. 是否经常有间断性排尿？	无	□	
			偶尔（小于 1/3 时间）	□	
			时常（1/3~2/3 时间）	□	
			多数时候（多于 2/3 时间）	□	
			总是	□	
		32b. 这对您来说是多严重的问题？	在 0（无）~10（极为严重）之间圈出符合您感觉的数字	0~10	
	33	33a. 您认为您有尿线变细现象吗？	无	□	
			偶尔（小于 1/3 时间）	□	
			时常（1/3~2/3 时间）	□	
			多数时候（多于 2/3 时间）	□	
			总是	□	
		33b. 这对您来说是多严重的问题？	在 0（无）~10（极为严重）之间圈出符合您感觉的数字	0~10	

（三）使用方法及注意事项

（1）以自评方式完成测评：在告知指导语后，可由工作人员逐句询问老年人，根据老年人的口头回答代为填写；也可让老年人自己阅读和填写。

（2）注意量表的测评时间：该量表测评的是最近 4 周内各种症状的出现情况，因此在测评时，应强调评定的是"最近 4 周内"的情况。

（3）注意评估内容的准确选择：每项问题的选项翔实，在进行评估时应让患者充分理解选项，选择最符合患者表现的症状。

（4）保证被试者的依从性：该量表条目较多，测评时间较长，在进行评估时，首先应取得被试者的理解和配合，告知被试者测评所需时间，让被试者有一定心理准备。在测评过程中，注意被试者的状态，对其不良情绪进行引导，保证量表评估的准确性。

二、国际尿失禁咨询委员会尿失禁问卷表简表

（一）量表简介

国际尿失禁咨询委员会尿失禁问卷表简表（International Consultation on Incontinence Questionnaire Short Form，ICI–Q–SF）是国际尿失禁咨询委员会尿失禁问卷表（ICI–Q–LF）短卷，于 2002 年编制而成，用以评估在世界不同研究机构临床实践中的人群尿失禁频率、严重程度和对生活质量的影响。第二次国际尿失禁协商会议中建议所有评估尿失禁治疗效果的随机试验均应采用标准化和有效的问卷调查，以评估其对患者预后的影响。ICI–Q–SF 可作为一个简短、有效的量表应用于尿失禁相关的研究中，该量表内部一致性信度 Cronbach's α 系数为 0.92。我国学者采用 ICI–Q–SF 中文版在 61 例尿失禁患者的验证结果显示该量表各部分 Cronbach's α 为 0.71~0.96，重测信度为 0.72~0.93。

（二）量表内容

该量表用于评定患者最近 4 周内尿失禁的发生情况和尿失禁对患者的影响程度，主要由四个部分构成：漏尿频率（计 0~5 分）、漏尿量（计 0~6 分）、漏尿对日常生活的影响（计 0~10 分）以及发生漏尿的时间（表 6–16）。第 3~5 个问题的分数相加为总分，评分范围为 0~21 分，分值越大说明患者发生尿失禁的程度越严重。0 分意味着无症状，不需要任何处理；1~7 分意味着轻度尿失禁，不需要佩戴尿垫，到尿失禁咨询门诊就诊或电话咨询尿失禁咨询康复师进行自控训练；8~14 分意味着中度尿失禁，需要佩戴尿垫，到尿失禁门诊就诊进行物理治疗或住院手术治疗；15~21 分意味着重度尿失禁，严重影响正常生活和社交活动，到专科医院或者老年医院治疗。

表 6–16　国际尿失禁咨询委员会尿失禁问卷表简表（ICI–Q–SF）

指导语：仔细回想您近 4 周来的症状，尽可能回答以下问题。

序号	评估项目	评估内容	评分	得分
1	您的出生日期	＿＿＿年＿＿＿月＿＿＿日		

续表

序号	评估项目	评估内容	评分	得分
2	性别	男 □ ___ 女 □		
3	您遗尿的次数?	从来不遗尿	0	
		一星期大约遗尿 1 次或经常不到 1 次	1	
		一星期遗尿 2 次或 3 次	2	
		每天大约遗尿 1 次	3	
		一天遗尿数次	4	
		一直遗尿	5	
4	在通常情况下,您的遗尿量是多少?(不管您是否使用了防护用品)	不遗尿	0	
		少量遗尿	2	
		中等量遗尿	4	
		大量遗尿	6	
5	总体上看,遗尿对您日常生活影响程度如何?	请在 0(表示没有影响)~10(表示有很大影响)之间的某个数字上画圈	0~10	
6	什么时候发生遗尿?(请在与您情况相符的空格画"√")	从不遗尿	□	
		在睡着时遗尿	□	
		在活动或体育运动时遗尿	□	
		在没有明显理由的情况下遗尿	□	
		未能到达厕所就会有尿液漏出	□	
		在咳嗽或打喷嚏时遗尿	□	
		在排尿完和穿好衣服时遗尿	□	
		在所有时间内遗尿	□	

(三)使用方法及注意事项

(1)以自评方式完成测评:在告知指导语后,可由工作人员逐句询问老年人,根据老年人的口头回答代为填写;也可让老年人自己阅读和填写。

(2)注意量表的测评时间:该量表测评的是最近 4 周内各种症状的出现情况,因此在测评时,应强调评定的是"最近 4 周内"的情况。

（3）注意评估内容的准确选择：每项问题的选项翔实，在进行评估时应让患者充分理解选项，选择最符合患者表现的症状。

第七节　便秘评估

《2017 版便秘的分度与临床策略专家共识》中将便秘定义为指在多种致病因素作用下，结直肠、肛门的结构和功能发生改变，临床出现排粪困难、排粪量少、排粪次数减少或排粪不尽感及相关不适等主要表现的一类疾病。便秘是老年人的常见症状，老年人便秘发生率为 5%~30%，长期卧床老年人可高达80%，严重影响老年人的生命质量。慢性便秘严重者可导致一系列的并发症：如急性认知功能障碍、尿潴留、尿失禁；大约 40% 的老年慢性便秘会合并粪嵌塞，并导致肠梗阻、溃疡，增加肠道肿瘤的发生概率，存在便秘症状的急性心肌梗死、脑血管意外患者易发生生命意外。因此，及早评估患者的便秘症状尤为重要，常用的评估工具是 Wexner 便秘评分表。

Wexner 便秘评分表

一、量表简介

Wexner 便秘评分表由 Wexner、Feran Agachan 等于 1996 年编制而成，被认为是国内外公认并广泛应用的用以评价患者便秘情况及程度的量表。Wexner 便秘评分表与便秘患者直肠镜、结肠镜检查的客观生理学结果之间具有良好的相关性，能够有效地评估患者便秘的严重程度。Wexner 便秘评分表简单、可靠、敏感；然而，因为没有分配权重，并且包含了衬垫的使用，以致该量表的表面效度和内容效度有所降低，这在一定程度上限制了它的应用。

二、量表内容

Wexner 便秘评分表包括 8 个条目 38 种情况，分别为排便频率、排便困难度、排空感、疼痛、排便时间、是否有协助排便、每 24 h 排便不能成功的次数及便秘病史的时间（表 6–17）。每个条目分 0、1、2、3、4 五个等级或 0、1、2 三个等级，8 个条目累计得分即为总分，评分为 0~30 分。其中 < 8 分为正常范围（健康人群），分值越高，表明被试者的便秘程度越重。

表 6–17　Wexner 便秘评分表

序号	评估条目	评估内容	评分	得分
1	排便频率	1~2 次 /1~2 天	0	
		2 次 / 周	1	
		1 次 / 周	2	
		< 1 次 / 周	3	
		< 1 次 / 月	4	
2	困难：排便时很痛苦	从不	0	
		很少	1	
		有时	2	
		常常	3	
		总是	4	
3	排空：不完全排空感	从不	0	
		很少	1	
		有时	2	
		常常	3	
		总是	4	
4	疼痛：腹痛	从不	0	
		很少	1	
		有时	2	
		常常	3	
		总是	4	
5	排便时间：每次排便如厕时间（分钟）	< 5	0	
		5~10	1	
		10~20	2	
		20~30	3	
		> 30	4	

续表

序号	评估条目	评估内容	评分	得分
6	协助排便：协助类型	没有协助	0	
		刺激性泻药	1	
		手指排便或灌肠	2	
7	排便失败：每24小时排便不能成功的次数	从不	0	
		1~3	1	
		3~6	2	
		6~9	3	
		＞9	4	
8	病史：便秘病程	0	0	
		1~5	1	
		5~10	2	
		10~20	3	
		＞20	4	

三、使用方法及注意事项

（1）以自评方式完成测评：量表评估可由工作人员逐句询问老年人，根据老年人的口头回答代为填写；也可让老年人自己阅读和填写。

（2）注意量表的测评时间：该量表测评最近几个月的情况，在测评时，应向被试者强调测评的时间范围为"最近几个月"。

第八节　痴呆评估

痴呆是由脑功能障碍引起的获得性、持续性的智能障碍综合征，临床表现包括不同程度的记忆、语言、视空间功能、人格异常及认知（概括、计算、判断、综合和解决问题）能力的降低，患者常伴有行为和情感的异常，这些功能障碍达到影响职业、社会功能或日常生活能力的程度。随着老龄化程度的加剧发展，老年痴呆的患病率呈快速增长趋势。痴呆可按病因分类简单分为阿尔茨海默病（Alzheimer disease，AD）、血管性认知障碍、额颞叶痴呆、路易体痴呆和其他类型痴呆等，其中 AD 最为常见，占所有痴呆类型的 30%~50%。随着痴呆的进一步发展，患者可出现感染、跌倒、营养不良等并发症，加速病情恶化，最终致患者生活无法自理。常用的痴呆评估工具包括痴呆简易筛查量表和加利福尼亚痴呆行为问卷。

一、痴呆简易筛查量表

（一）量表简介

痴呆简易筛查量表（brief screening scale for dementia，BSSD）由我国学者张明圆教授于 1987 年编制，依据我国国情，借鉴国际上较有影响的 Blessed 痴呆量表（BDS）、简易智能状态检查（MMSE）和长谷川痴呆量表（Hasegawa's dementia scale，HDS）等痴呆评定量表的优点研制而成，在 1130 例老年人群中测试的敏感性为 90.0%，特异性为 85.1%，该量表内部一致性信度 Cronbach's α 系数为 0.88。BSSD 较 MMSE、HDS 等工具的效度高，覆盖面广，因子归类和项目困难度分布合理，同时易于掌握，操作简易，可接受性高，适合于在社区及初级保健机构中对老年人群进行痴呆筛查。

（二）量表内容

痴呆简易筛查量表（BSSD）包括 30 个项目，主要为常识 / 图片理解（4 项）、短时记忆（3 项）、语言（命令）理解（3 项）、计算 / 注意（3 项）、地点定向（5 项）、时间定向（4 项）、即刻记忆（3 项）、物体命名（3 项）等认知功能相关条目（表 6-18）。BSSD 评分方法简便，每题答对为 1 分，答错为 0 分，得分为 0~30 分。根据不同受教育程度进行划分，文盲组分界值为 16 分，小学组（教育年限 ≤ 6 年）为 19 分，中学或以上组（教育年限 > 6 年）为 22 分。

表 6-18　痴呆简易筛查量表（BSSD）

指导语：老年人常有记忆和注意等方面的问题，下面有一些问题检查您的记忆和注意能力，都很简单，请听清楚再回答（正确 1 分，错误 0 分）。

项目	记录	正确	错误或不做
1. 请问现在是哪一年		1	0
2. 几月份		1	0
3. 几日		1	0
4. 星期几		1	0
5. 这里是什么市（省）		1	0
6. 什么区（县）		1	0
7. 什么街道（乡、镇）		1	0
8. 什么路		1	0
（取出以下物品，请被试者逐件说出其名称）			
9. 五分钱币		1	0
10. 钢笔套		1	0
11. 钥匙圈		1	0
（移去物品，问"刚才您看过哪些东西"）			
12. 五分钱币		1	0
13. 钢笔套		1	0
14. 钥匙圈		1	0
15. 一元钱用去 7 分（　　）		1	0
16. 再用 7 分（　　）		1	0
17. 再用 7 分（　　）		1	0
（我要讲几句话，请听我把话说完，听清楚并照我说的做，请您用右手来拿纸，然后将纸对折，再把纸放在桌子上）			
18. 取		1	0
19. 折		1	0
20. 放		1	0
（请再想一下，让您看过什么东西）			
21. 五分钱币		1	0
22. 钢笔套		1	0

续表

项目	记录	正确	错误或不做
23. 钥匙圈		1	0
（取出图片，问请"请看这是谁的像片？"）			
24. 孙中山		1	0
25. 毛泽东		1	0
（取出图片，让被试者说出图的主题）			
26. 送伞		1	0
27. 买油		1	0
28. 我国的总理是谁		1	0
29. 一年有多少天		1	0
30. 新中国是哪一年成立的		1	0

（三）使用方法及注意事项

（1）测评环境：选择安静的环境，测评过程中不要被其他人干扰。房间内不要有日历和时钟，以免在测评中起到提示作用。

（2）注意鼓励被试者：测评过程中不要限定时间。在测评老年人时，应注意鼓励，避免使老年人感到灰心或放弃，但不要给予提示。

（3）各个项目的测评要点

1）年、月、日（第1、2、3题）：按照阳历或阴历纪年回答均为正确。

2）五分钱币、钢笔套、钥匙圈：回忆时（第12、13、14、21、22、23题）无须按照顺序。

3）连续减数（第15、16、17题）：上一个计算错误得0分，而下一个计算正确，后者可得1分。

4）命令理解（第18、19、20题）：要按指导语，将三个命令说完后，请被试者执行。

（4）结果解释：BSSD筛查阳性仅表明存在智力缺损，它可能是痴呆的表现，痴呆的诊断还需结合病史及其他检查的证据，对照痴呆诊断标准给出诊断。

二、加利福尼亚痴呆行为问卷

（一）量表简介

痴呆患者精神障碍调查表分两大类，一类是医生评定量表，另一类是照顾者评定量表。加利福尼亚痴呆行为问卷（the California Dementia Behavior Questionnaire，CDBQ）由美国学者 Victoroff 等于 1997 年编制，供痴呆患者的照顾者使用，用以全面评价痴呆患者的行为障碍表现。在国外应用的信效度较好，各分量表内部一致性信度 Cronbach's α 系数为 0.911~0.924。国内学者周卉等对其中文版本进行了信度和效度研究，中文版量表的 Cronbach's α 系数为 0.8932，各分量表为 0.7863~0.8500；组内相关系数 ICC 为 0.8508，各分量表为 0.7560~0.9461；与简明精神病量表（brief psychiatric rating scale，BPRS）评分相比，相关系数 r=0.36，P < 0.01，显示平行效度较好。

（二）量表内容

加利福尼亚痴呆行为问卷（CDBQ）包括 81 个条目，前 62 个条目按症状持续时间评分，包括 5 个等级（由无到经常反复出现）：0= 从不（没发生过），1= 很少（1~2 次），2= 每周（1 周或几天 1 次），3= 每天（几乎每天或每天 1 次），4= 经常（1 天多次）；后 19 个条目按症状严重度评分，包括 4 个等级（由无到严重）：0= 未出现（未观察到），1= 轻度（可看到，能改进），2= 中度（易注意到，有一些改进），3= 重度（肯定存在，不可改变）。总分越高，表示患者行为和心理症状越严重（表 6-19）。CDBQ 含三个分量表：①抑郁分量表，共 27 个条目，15 条按症状持续时间评定，12 条按症状严重度评分；②精神病性症状分量表，有 19 条条目，均按症状持续时间评定；③激越分量表，共有 20 个条目，14 条按症状持续时间评分，6 条按症状严重度评分。

表 6-19　加利福尼亚痴呆行为问卷（CDBQ）

指导语：请您根据调查员的描述在相应的项目选择符合患者最近 1 个月真实情况的描述，不要考虑怎么选择才"恰当"或"正确"，仅根据患者的实际状况如实回答即可。请不要遗漏任何项目。

症状持续时间评分（最近 1 个月的情况）					
序号	条目	从不 没发生过	很少 1 次或 2 次	每周 1 周或几 天 1 次	每天 几乎每天或 每天 1 次	经常 1 天 多次
1	健忘或记忆力差	0	1	2	3	4
2	混乱或定向力差	0	1	2	3	4
3	容易心烦意乱	0	1	2	3	4
4	自言自语	0	1	2	3	4
5	走失	0	1	2	3	4
6	谈起悲哀或抑郁的感受	0	1	2	3	4
7	流泪	0	1	2	3	4
8	谈论失败、无用或无价值	0	1	2	3	4
9	谈起做错的事情	0	1	2	3	4
10	诉说思维或注意力专一的问题	0	1	2	3	4
11	说活着无意义	0	1	2	3	4
12	说自杀	0	1	2	3	4
13	太多担忧	0	1	2	3	4
14	极度焦虑或惊恐发作	0	1	2	3	4
15	不合理的害怕物体或事情	0	1	2	3	4
16	有不恰当的性言语	0	1	2	3	4
17	有不恰当的性行为	0	1	2	3	4
18	显示其他尴尬或不恰当的行为	0	1	2	3	4
19	徘徊	0	1	2	3	4
20	走来走去	0	1	2	3	4
21	处处跟踪	0	1	2	3	4

续表

序号	条目	症状持续时间评分（最近1个月的情况）				
		从不 没发生过	很少 1次或2次	每周 1周或几天1次	每天 几乎每天或每天1次	经常 1天多次
22	隐藏或存储东西	0	1	2	3	4
23	总做无目的活动	0	1	2	3	4
24	反复同样的活动	0	1	2	3	4
25	重复问问题	0	1	2	3	4
26	烦躁、不能静坐	0	1	2	3	4
27	抱怨入睡困难	0	1	2	3	4
28	夜间睡眠困难	0	1	2	3	4
29	抱怨睡眠太多	0	1	2	3	4
30	睡眠太多	0	1	2	3	4
31	食欲增加	0	1	2	3	4
32	食欲不佳	0	1	2	3	4
33	体重增加	0	1	2	3	4
34	体重减轻	0	1	2	3	4
35	对他人有躯体暴力	0	1	2	3	4
36	生气时打、踢或扔东西	0	1	2	3	4
37	生气大骂	0	1	2	3	4
38	与照顾者不合作	0	1	2	3	4
39	不合理的妒忌	0	1	2	3	4
40	非常多疑	0	1	2	3	4
41	认为别人算计或要伤害她/他	0	1	2	3	4
42	不真实地认为自己患重病或有躯体问题	0	1	2	3	4
43	不真实地认为他/她的身体出现问题	0	1	2	3	4
44	不真实地认为自己有异常的力量、才能或能力	0	1	2	3	4

续表

序号	条目	症状持续时间评分（最近 1 个月的情况）				
		从不	很少	每周	每天	经常
		没发生过	1 次或 2 次	1 周或几天 1 次	几乎每天或每天 1 次	1 天多次
45	认为人们偷他 / 她的东西	0	1	2	3	4
46	认为配偶或者其他重要的人不忠诚	0	1	2	3	4
47	认为自己将被抛弃	0	1	2	3	4
48	认为配偶或照顾者是骗子	0	1	2	3	4
49	认为住的地方不是她 / 他的家	0	1	2	3	4
50	认为电视节目是真实的	0	1	2	3	4
51	认不出镜子里的自己	0	1	2	3	4
52	认不出或错认熟悉的人	0	1	2	3	4
53	看到不存在的人或物	0	1	2	3	4
54	看到不存在的光和颜色	0	1	2	3	4
55	听到不存在的话或嗓音	0	1	2	3	4
56	听到不存在的声音	0	1	2	3	4
57	有虚幻的感觉（如被触摸）	0	1	2	3	4
58	闻到不存在的气味	0	1	2	3	4
59	品尝到不存在的东西	0	1	2	3	4
60	听错声音（如把电话声听成警笛声）	0	1	2	3	4
61	看错东西（如认为枕头是人）	0	1	2	3	4
62	感觉错误（把一种物体判断成另外一种）	0	1	2	3	4

续表

序号	项目	症状严重度评分（最近 1 个月的变化）			
		未出现	轻度	中度	重度
		未观察到	可看到能改进	易注意到有些改进	肯定存在不可改变
1	显得悲哀或忧郁	0	1	2	3
2	似乎对任何事情不感兴趣	0	1	2	3
3	精力差，易疲劳	0	1	2	3
4	不安、焦虑或紧张	0	1	2	3
5	对较小的挫折做出生气反应	0	1	2	3
6	需求必须立刻被满足	0	1	2	3
7	兴奋或冲动	0	1	2	3
8	激动或哀伤	0	1	2	3
9	情绪或情感变化快而强烈	0	1	2	3
10	对事情有很少或没有兴致	0	1	2	3
11	似乎对任何事情都不关心	0	1	2	3
12	对和他人打交道不感兴趣	0	1	2	3
13	表现出很少的情感反应	0	1	2	3
14	幽默感差	0	1	2	3
15	坐立不安或活动过多	0	1	2	3
16	讲话或行动慢	0	1	2	3
17	过多或不恰当的幽默	0	1	2	3
18	渴望甜食	0	1	2	3
19	思维缓慢	0	1	2	3

（三）使用方法及注意事项

（1）以自评方式完成测评：在告知指导语后，可让照顾者自己填写，或由工作人员逐条念给照顾者，根据照顾者的口头回答代为填写。

（2）注意量表的测评时间：该量表由照顾者根据痴呆患者最近 1 个月的情况进行填写，在测评时，应向照顾者强调测评的时间范围为"最近 1 个月"。

（3）分量表计分方式：加利福尼亚痴呆行为问卷含 3 个分量表，具体条目为①抑郁："症状持续时间评分"中的第 6、7、8、9、10、11、12、13、14、27、28、32、34、42、43 项，"症状严重度评分"中的第 1、2、3、4、8、10、12、13、15、16、19 项。②精神病性症状："症状持续时间评分"中的第 39、40、41、42、43、44、45、46、47、48、49、50、53、54、56、57、58、59 项。③激越："症状持续时间评分"中的第 17、18、19、20、21、22、23、24、25、26、35、36、37、38 项，"症状严重度评分"中的第 5、6、7、8、9、15 项。分量表得分需根据各自条目进行累计计算，"症状严重度评分"中第 15 项分别在抑郁和激越分量表中进行计算。

第九节　谵妄评估

谵妄是一种急性脑功能下降状态，伴认知功能改变和意识障碍，也称急性意识混乱。其以急性发作、病程波动，注意力、意识改变和认知障碍为特征，谵妄在老年人群中的发病率非常高。在 55 岁以上的普通人群，谵妄发生率为 1.1%，但年龄大于 65 岁以后，每增加 1 岁谵妄的风险增加 2%。据统计，在老年住院患者中，谵妄的发病率为 25%~56%，而在重症监护室的患者可高达 80%。

谵妄会延长患者住院时间，增加再入院率，甚至增加患者的死亡率，给社会带来巨大的经济负担。事实上，谵妄是可以被早期识别和预防的，通过预防谵妄可降低患者的病死率和住院时间，改善预后，减少认知功能的损害和生活质量的损失。因此，正确识别和及时治疗谵妄具有重要的临床意义。

谵妄评定方法中文修订版

一、量表简介

谵妄评定方法（the confusion assessment method，CAM）是由美国 Inouye 等于 1990 年编制的谵妄诊断用量表，适用于非精神科医生快速、准确识别谵妄。CAM 根据精神疾病诊断与统计手册（the diagnostic and statistical manual of mental disorders，DSM）第三版修订版（DSM- Ⅲ -R）谵妄的诊断标准建立，用于老年谵妄的临床辅助诊断，具有良好的信度和效度，在应用 CAM 进行谵妄评估的研究中，结合常规的认知测验时敏感度为 94%，特异度为 89%，评定者间信度较高。2003 年，中国学者李娟、邹义壮等根据我国临床的实际情况和特点，对 CAM 原有的项目建立等级评定，设立详细的评分定义，形成了设有详细评分标准的谵妄评定方法中文修订版（CAM Chinese reversion，CAM-CR），具有较高的评定者间信度和结构效度，一致性 ICC 值为 0.91。

二、量表内容

CAM-CR 为半定式评定量表。CAM-CR 的项目：急性起病、注意障碍、思维混乱、意识障碍、定向障碍、记忆减退、知觉障碍、兴奋、迟滞、病情波动、睡眠 – 觉醒周期的改变（表 6-20）。各项目的标准根据症状严重程度，逐级评分：1 不存在，2 轻度，3 中度，4 严重，计算累积得分，总分为 11~44。为方便临床应用，CAM-CR 包括"筛查用分界值"和"诊断用分界值"两个截断值。"筛查用分界值"为 20 分，≥ 20 分诊断为谵妄，< 19 分排除谵妄；"诊断用分界值"为 22 分，≥ 22 分以上提示谵妄的可能性大，< 22 分谵妄可能性不大。

表 6-20　谵妄评定方法中文修订版（CAM-CR）

序号	项目	评估内容	评分	得分
1	**急性起病**：（判断从前驱期到疾病发展期的时间） 患者的精神状况有急性变化的证据吗？	不存在	1	
		轻度：3 天至 1 周	2	
		中度：1 天至 3 天	3	
		严重：1 天之内	4	
2	**注意障碍**：（请患者按顺序说出 21 到 1 之间的所有单数） 患者的注意力难以集中吗？例如，容易注意涣散或难以交流吗？	不存在	1	
		轻度：1~2 个错误	2	
		中度：3~4 个错误	3	
		严重：5 个或 5 个以上的错误	4	

续表

序号	项目	评估内容	评分	得分
3	**思维混乱：**患者的思维是凌乱或不连贯的吗？例如，谈话主题散漫或不中肯，思维不清晰或不合逻辑，或从一个话题突然转到另一话题？	不存在	1	
		轻度：偶尔短暂的言语模糊或不可理解，但尚能顺利交谈	2	
		中度：经常短暂的言语不可理解，对交谈有明显的影响	3	
		严重：大多数的时间言语不可理解，难以进行有效的交谈	4	
4	**意识水平的改变：**总体上看，您如何评估该患者的意识水平？	不存在：机敏（正常）	1	
		轻度：警觉（对环境刺激高度警惕、过度敏感）	2	
		中度：嗜睡（瞌睡，但易于唤醒）或昏睡（难以唤醒）	3	
		严重：昏迷（不能唤醒）	4	
5	**定向障碍：**在会面的任何时间患者存在定向障碍吗？例如，他认为自己是在其他地方而不是在医院，使用错的床位，或错误地判断一天的时间或错误地判断以 MMSE 为基础的有关时间或空间定向？	不存在	1	
		轻度：偶尔短暂地存在时间或地点的定向错误（接近正确），但可自行纠正	2	
		中度：经常存在时间或地点的定向的错误，但自我定向好	3	
		严重：时间、地点及自我定向均差	4	
6	**记忆力减退：**（以回忆 MMSE 中的三个词的为主）在面谈时患者表现出记忆方面的问题吗？例如，不能回忆医院里发生的事情，或难以回忆指令（包括回忆 MMSE 中的三个词）？	不存在	1	
		轻度：有一个词不能回忆或回忆错误	2	
		中度：有两个词不能回忆或回忆错误	3	
		严重：有三个词不能回忆或回忆错误	4	

序号	项目	评估内容	评分	得分
7	**知觉障碍：** 患者有知觉障碍的证据吗？例如，幻觉、错觉或对事物的曲解（如某一物体未移动，而患者认为它在移动）?	不存在	1	
		轻度：只存在幻听	2	
		中度：存在幻视，有或没有幻听	3	
		严重：存在幻触、幻嗅或幻味，有或没有幻听	4	
8	**精神运动性兴奋：** 面谈时，患者有行为活动不正常的增加吗？例如坐立不安、轻敲手指或突然变换位置？	不存在	1	
		轻度：偶有坐立不安，焦虑、轻敲手指及抖动	2	
		中度：反复无目的地走动、激越明显	3	
		严重行为杂乱无章，需要约束	4	
9	**精神运动性迟缓：** 面谈时，患者有运动行为水平的异常减少吗？例如，常懒散，缓慢进入某一空间、停留某一位置时间过长或移动很慢？	不存在	1	
		轻度：偶尔比先前的活动、行为及动作缓慢	2	
		中度：经常保持一种姿势	3	
		严重：木僵状态	4	
10	**波动性：** 患者的精神状况（注意力、思维、定向、记忆力）在面谈前或面谈中有波动吗？	不存在	1	
		轻度：一天之中偶尔波动	2	
		中度：症状在夜间加重	3	
		严重：症状在一天中剧烈波动	4	
11	**睡眠－觉醒周期的改变：**（患者日间过度睡眠而夜间失眠） 患者有睡眠－觉醒周期紊乱的证据吗？例如日间过度睡眠而夜间失眠？	不存在	1	
		轻度：日间偶有瞌睡，且夜间时睡时醒	2	
		中度：日间经常瞌睡，且夜间时睡时醒或不能入睡	3	
		严重：日间经常昏睡而影响交谈，且夜间不能入睡	4	

（三）使用方法及注意事项

（1）以他评方式完成测评：由经过培训的医务人员进行评定，在评定时需掌握量表适用范围：①既往没有严重的痴呆病史；②患者没有昏迷（可以唤醒，对刺激有反应）；③根据目前的精神状态评定。评估者应严格遵照评定手册的项目定义进行评定。

（2）评定要点：在评定过程中，应根据病史、临床观察、当前的精神检查及家庭成员提供的资料进行综合评定。

第十节　帕金森综合征评估

帕金森综合征是帕金森病和各种原因所致的帕金森症状的总称。帕金森病（Parkinson disease，PD）又称震颤麻痹，是中老年人常见的神经系统变性疾病，也是老年人最常见的椎体外系疾病，以静止性震颤、肌强直和体位不稳为特征。PD起病高峰在60岁左右，且有随着年龄增大而增加的倾向。其主要病理改变是黑质致密部多巴胺能神经元变性，由黑质纹状体神经元脱失引起纹状体多巴胺缺乏，在PD患者存活的神经元胞质内的包涵体称路易小体。PD是一种严重危害老年人健康，使之丧失工作和生活能力，给家庭和社会带来沉重负担的疾病。1.5%~2.5%的65岁以上老年人患有本病。

帕金森病统一评分量表

一、量表简介

帕金森病统一评分量表（unified parkinson's disease rating scale，UPDRS）由Fahn等于1987年编制，是评估帕金森患者病情严重程度以及治疗效果的经典指标，该量表为国际公认的帕金森病症状评定量表，其优点在于多数项目组间及组内信度较高，结构效度也高于其他量表。我国学者陈海波等汉化后于1999年引入国内，对我国帕金森人群具有较高的信度和效度，其总的内部一致性 Cronbach's α 系数为 0.94，结构效度贡献率为 98.2%，内容效度评价、相关系数为 0.43~0.81，能够较为真实地反映帕金森病患者运动损伤情况，适于临床推广。

二、量表内容

本节共列出帕金森病统一评分量表的六个分量表：第一分量表用于判断帕金森病患者的精神活动、行为和情感障碍程度，共 4 项（表 6-21）；第二分量表用于判断帕金森病患者的日常生活能力，共 13 项（表 6-22）；第三分量表用于判断帕金森病患者的运动功能，共 14 项（表 6-23）；第四分量表用于判断帕金森病患者治疗 1 周内出现的治疗并发症，共 11 项（表 6-24）；第五分量表用于判断帕金森病患者病程中疾病发展程度（表 6-25）；第六分量表用于判断帕金森病患者在活动功能最佳状态（"开"期）和在活动功能最差状态（"关"期）程度上的差别（表 6-26）。每一项的计分值用 0、1、2、3、4 五个等级。分值越高，PD 症状越严重。通过这些量表的评判，仔细分析后可对帕金森病患者的运动、日常生活能力、病程发展程度、治疗后的状态、治疗的不良反应和并发症等方面做出客观的评判。为方便临床使用，常选取其中部分量表予以评判帕金森病患者的疾病，最常用的为第三分量表和第五分量表。

表 6-21　UPDRS 第一分量表

序号	项目	评估内容	评分	得分
1	智力损害	无	0	
		轻度智力损害，持续遗忘，能部分回忆过去的事件，但无其他困难	1	
		中等记忆损害，有定向障碍，解决复杂问题有中等程度的困难，在家中生活功能有轻度但肯定的损害，偶尔需要提示	2	
		严重记忆损害伴时间及地点定向障碍，解决问题有严重困难	3	
		严重记忆损害，仅保留人物定向，不能做出判断或解决问题，生活需要帮助，不能一人独处	4	

续表

序号	项目	评估内容	评分	得分
2	思维障碍（由于痴呆或药物中毒）	无	0	
		有生动的梦境	1	
		良性幻觉，但仍有自知力	2	
		偶有或常有幻觉或妄想，无自知力，可能影响日常活动	3	
		持续的幻觉，妄想或明显的精神病，不能自我照顾	4	
3	抑郁	无	0	
		悲观和内疚时间比正常多，持续时间不超过数日或数周	1	
		持续抑郁，一周或更长	2	
		持续抑郁伴自主神经症状	3	
		持续抑郁伴自主神经症状和自杀念头或意愿	4	
4	主动性	正常	0	
		缺乏自信，比较被动	1	
		对选择性（非常规）活动无兴趣或动力	2	
		对每天的（常规）活动无兴趣或动力	3	
		退缩，完全无主动性	4	

表 6-22　UPDRS 第二分量表

序号	项目	评估内容	评分	得分
5	言语	正常	0	
		轻度受影响，仍能听懂	1	
		中度受影响，有时重复后才能听懂	2	
		严重受影响，经常重复后才听懂	3	
		经常听不懂	4	
6	唾液分泌	正常	0	
		口腔内分泌物略多，可有夜间流涎	1	
		中等程度的唾液分泌增多，可能有轻微流涎	2	
		明显唾液增多伴流涎	3	
		明显流涎，需持续用纸巾或手帕擦拭	4	

续表

序号	项目	评估内容	评分	得分
7	吞咽	正常	0	
		极少呛咳	1	
		偶尔呛咳	2	
		需进软食	3	
		需胃管或胃造瘘进食	4	
8	书写	正常	0	
		轻度缓慢或字体变小	1	
		中度缓慢或字体变小，所有字迹均清楚	2	
		严重受影响，部分字迹不清楚	3	
		大多数字迹不清楚	4	
9	刀切食物和使用餐具	正常	0	
		稍慢笨拙，不需要帮助	1	
		慢和笨拙，能切大多食物，需某种程度帮助	2	
		需他人切食物，还能自己缓慢进食	3	
		需要喂食	4	
10	穿衣	正常	0	
		略慢不需要帮助	1	
		偶尔需要帮助系扣及将手臂伸进衣袖里	2	
		需要相当多的帮助，但还能独立做某些事情	3	
		完全需要帮助	4	
11	个人卫生	正常	0	
		稍慢，不需要帮助	1	
		淋浴或盆浴需要帮助，做个人卫生很慢	2	
		洗脸、刷牙、梳头洗澡均需要帮助	3	
		留置导尿或其他机械帮助	4	
12	翻身和整理床单	正常	0	
		稍慢笨拙，不需要帮助	1	
		能独立翻身或整理床单，但很困难	2	
		能开始翻身或整理床单，不能独自完成	3	
		完全需要帮助	4	

续表

序号	项目	评估内容	评分	得分
13	跌倒	无	0	
		偶有	1	
		有时有，少于每日1次	2	
		平均每日1次	3	
		多于每日1次	4	
14	步行中僵住	无	0	
		偶尔出现步行中僵住，仅在起步时呈犹豫状态（起步难或十分缓慢）	1	
		偶尔行走中出现僵住，每天小于1次	2	
		常有僵住，偶尔因僵住而跌倒	3	
		常因僵住而跌倒	4	
15	行走	正常	0	
		轻度困难，上臂不摆或有拖步倾向	1	
		中度困难，稍微或需要帮助	2	
		严重行走困难，需要帮助	3	
		有帮助也不能行走	4	
16	震颤	无	0	
		轻，不常有	1	
		中，令人烦恼	2	
		严重，许多活动受影响	3	
		更严重，多数活动受影响	4	
17	与帕金森病有关的感觉主诉	无	0	
		偶尔有麻木、针刺感或轻微疼痛	1	
		经常有麻木、针刺感或轻微疼痛，并不难受	2	
		经常有疼痛	3	
		极度疼痛感	4	

表 6-23 UPDRS 第三分量表

序号	项目	评估内容	评分	得分
18	语言	正常	0	
		轻度表达措辞困难和（或）语音减低	1	
		单音调含糊但能听懂	2	
		明显损害，难以听懂	3	
		无法听懂	4	
19	面部表情	正常	0	
		略呆板，可能是正常的面无表情	1	
		轻度但有肯定的表情差	2	
		中度表情呆板，有时双唇张开	3	
		面具脸几乎完全没有表情	4	
20	静止性震颤	无	0	
		轻度，不常有	1	
		小幅度而持续，或中等幅度间断存在	2	
		中幅度，多数时间存在	3	
		大幅度，多数时间存在	4	
21	手部动作性或姿势性震颤	无	0	
		轻度动作时出现	1	
		中等幅度，动作时出现	2	
		中等幅度，持物或动作时出现	3	
		大幅度，影响进食	4	
22	强直	无	0	
		轻度，在加强试验时出现	1	
		轻到中度	2	
		明显，活动范围不受限	3	
		严重活动范围受限	4	
23	手指拍打试验	正常（15 次 /5 秒）	0	
		减慢（11~14 次 /5 秒）	1	
		7~10 次 /5 秒	2	
		3~6 次 /5 秒	3	
		几乎不能执行	4	

续表

序号	项目	评估内容	评分	得分
24	手运动	正常	0	
		轻度减慢或幅度减小	1	
		有早期疲劳现象受限，运动中偶有停顿	2	
		严重障碍，起始犹豫或运动中有停顿	3	
		几乎不能执行	4	
25	轮替	正常	0	
		轻度减慢或幅度减小	1	
		有早期疲劳现象受限，运动中偶有停顿	2	
		严重障碍，起始犹豫或运动中有停顿	3	
		几乎不能执行	4	
26	腿部灵活性	正常	0	
		轻度减慢或幅度减小	1	
		有早期疲劳现象受限，运动中偶有停顿	2	
		严重障碍，起始犹豫或运动中有停顿	3	
		几乎不能执行	4	
27	起立	正常	0	
		缓慢，试1次以上	1	
		需支撑扶手站起	2	
		向后倾倒，试几次才站起	3	
		没有帮助不能站起	4	
28	姿势	正常站立	0	
		不很直，稍前倾	1	
		中度前倾，可能有轻度一侧倾斜	2	
		严重前倾伴脊柱后凸	3	
		显著屈曲，极度姿势异常	4	

序号	项目	评估内容	评分	得分
29	步态	正常	0	
		行走缓慢无慌张步态或前倾	1	
		行走困难，不需要帮助，有小幅度慌张步态或前倾	2	
		严重异常步态，行走需要帮助	3	
		即使帮助也不能行走	4	
30	姿势稳定性	正常	0	
		后倾，无须帮助可恢复	1	
		无姿势反应，不扶可能摔倒	2	
		非常不稳，有自发失去平衡现象	3	
		不借助外界不能站立	4	
31	身体运动迟缓和减少	无	0	
		略慢，幅度减小	1	
		运动轻度缓慢，肯定不正常	2	
		中度缓慢或运动缺乏，减少	3	
		明显缓慢，运动缺乏减少	4	

表 6-24　UPDRS 第四分量表

序号	项目（运动障碍与临床症状波动）	评估内容	评分	得分
32	运动障碍持续时间 病史回顾：劳动日一天中有多少时间出现运动障碍？	无	0	
		1%~25%	1	
		26%~50%	2	
		51%~75%	3	
		76%~100%	4	
33	功能障碍 病史回顾：运动障碍时功能丧失的程度如何（本项内容可经检查医师修正）？	无功能障碍	0	
		轻度功能障碍	1	
		中度功能障碍	2	
		重度功能障碍	3	
		完全功能障碍	4	

续表

序号	项目（运动障碍与临床症状波动）	评估内容	评分	得分
34	疼痛所致功能障碍 运动障碍时如何疼痛？	无疼痛性运动障碍	0	
		轻度	1	
		中度	2	
		重度	3	
		极重	4	
35	清晨出现肌张力障碍	无	0	
		有	1	
36	服一剂药物后能估计多久会出现"关"期（出现时间是否有规律）	不可预测	0	
		可以预测	1	
37	服一剂药物后不能估计多久会出现"关"期（指会不会规律地出现关期）	不可预测	0	
		可以预测	1	
38	是否"关"期均突然出现（如几秒钟内）	并非如此	0	
		是	1	
39	清醒一日中平均"关"期的时间	无关期	0	
		1%~25%	1	
		26%~50%	2	
		51%~75%	3	
		76%~100%	4	
40	患者有无食欲减退、恶心、呕吐	无	0	
		是	1	
41	患者是否有睡眠障碍	无	0	
		是	1	
42	患者是否有直立性低血压或头晕	无	0	
		是	1	

表 6-25　UPDRS 第五分量表

分级	症状
0 级	无疾病体征
1 级	单侧肢体症状
1.5 级	单侧肢体 + 躯干症状
2 级	双侧肢体症状；平衡无障碍
2.5 级	轻度双侧肢体症状；当双腿双拢闭眼站立时，被轻推后能维持平衡
3 级	轻到中度双侧肢体症状；上述站立时轻推后不能维持平衡；患者的许多功能受限制，但有时仍能工作（取决于工种）和仍能自我照顾；转弯变慢
4 级	严重障碍，症状俱全；患者虽能行走和站立，但已受到严重侵害
5 级	患者限制在轮椅或床上，需人照料

表 6-26　UPDRS 第六分量表

程度	表现
100%	完全独立，能做各种家务，速度不慢，毫无困难，或受损
90%	完全独立，能做各种家务，速度稍慢、有一定的困难或受损，可能需要双倍时间
80%	能独立完成大部分家务，但需双倍时间，感到吃力、速度缓慢
70%	不能完全独立，做某些家务较困难，需 3~4 倍的时间，做家务需用 1 天的大部分时间
60%	某种程度独立，能做大部分家务，但极为缓慢和费力，出错误，某些家务不能做
50%	更多地依赖他人，半数需要帮助，任何事情均感困难
40%	极需依赖他人，在帮助下做各种家务，但很少独立完成
30%	费力，有时一些家务可独立做开头，需要更多帮助
20%	生活不能自理，对一些家务能帮少量的忙，严重残疾
10%	完全依赖他人，不能自理，完全残疾
0%	自主神经功能障碍如吞咽困难，二便失禁，卧床

（三）使用方法及注意事项

（1）以他评方式完成测评：帕金森病统一评分量表（UPDRS）总的评分项目具有连贯性、统一编号，主要由医师、对帕金森病有经验的护士或受过训练的技师对帕金森患者进行评定。

（2）保证患者的配合度：帕金森病统一评分量表（UPDRS）中诸多项目需要评估者和患者配合完成，例如轮替动作、起立动作等，并且评定时间一般为20~30分钟。因此，评定者需熟练掌握量表中每个项目的评定方法及评判标准，和患者进行充分沟通，增加患者对评估的配合度，从而获取真实、准确的患者信息。

（3）评定要点：对于有症状波动的患者，评测时间选于1日内症状最轻的时候。

第十一节 衰弱评估

衰弱（frailty）是指一组由机体退行性改变和多种慢性疾病引起的机体易损性增加的老年综合征。其核心是老年人生理储备下降或多系统异常，外界较小刺激即可引起负性临床事件的发生。2013年在老年学专家学会上达成衰弱的专家共识中指出，衰弱是以躯体衰弱为主要特点的医学综合征，表现为力量和耐力下降，以及多系统的生理储备量下降、机体内环境紊乱，增加对失能、死亡等不良健康结局的易感性，并推荐对所有大于70岁及患有慢性疾病或体质量减少至少5%的老年人进行常规衰弱筛选。

高龄、跌倒、疼痛、营养不良、肌少症、多病共存、多重用药、活动功能下降、睡眠障碍及焦虑抑郁等被认为与衰弱密切相关。衰弱可以客观地反映老年人慢性健康问题和医疗需求，预测残疾、再入院甚至死亡发生，若能早期识别衰弱老年人并给予针对性干预，可更好地帮助老年人维持功能状态及生活质量。本节主要介绍应用最为广泛的衰弱表型定义及衰弱指数评估工具。

一、衰弱表型定义

（一）量表简介

衰弱表型定义（frailty phenotype，FP）来源于 Fried 等于 2001 年构建的衰弱循环模型，Fried 等分析了美国心血管健康研究数据，提出衰弱循环的假设：机体受年龄、疾病等因素影响后会发生肌质量下降，引起力量、最大耗氧量及静息代谢率下降，外在表现为活动减少及步速缓慢；进而总能量消耗下降，伴随营养不良会进一步加重肌肉质减少，如此相互作用形成衰弱循环产生衰弱。

（二）量表内容

衰弱表型定义包含五项指标：非预期体重下降、自述疲乏、肌力弱、行走速度慢和躯体活动量低。通过询问及测量的方式评估老年人每项指标的状况，满足三项及以上被定义为衰弱，满足一项及两项为衰弱前期，一项也不满足则为无衰弱（健康），该评估方法具备 A 级证据推荐。

（1）非预期体重下降：过去 1 年内体重非有意减轻≥ 5%。

（2）自述疲乏：选用流调用自评抑郁量表（CES-D）中的问题 7 和 20，"我觉得做每一件事都费力""我觉得我无法继续我的生活"。提问"在上一周你有多少次这种感觉？"，0= 很少或没有（<1 d），1= 有一些（1~2 d），2= 大约一半（3~4 d），3= 大部分时间（5~7 d）。被试者任一问题的答案为"2"或者"3"，即被认为衰弱中的疲乏成立。

（3）肌力弱：通过握力反映被试者肌力情况。小于临界值视为肌力弱，临界值见表 6-27。

表 6-27　不同性别及 BMI 肌力临界值

男性	临界值	女性	临界值
BMI ≤ 24	≤ 29	BMI ≤ 23	≤ 17
BMI 24.1~26	≤ 30	BMI 23.1~26	≤ 17.3

续表

男性	临界值	女性	临界值
BMI 26.1~28	≤ 30	BMI 26.1~29	≤ 18
BMI > 28	≤ 32	BMI > 29	≤ 21

（4）行走速度慢：以15英尺（4.5米）步行时间为标准，根据性别与身高其标准不同。在病房合适位置，标记15英尺的起始与终点位置，指导患者"如同去隔壁一条街的邻居家串门"进行行走速度测量。临界值见表6-28。

表6-28 不同性别及身高15英尺行走时间临界值

男性	临界值	女性	临界值
身高≤ 173 cm	≥ 7 s	身高≤ 159 cm	≥ 7 s
身高> 173 cm	≥ 6 s	身高> 159 cm	≥ 6 s

（5）躯体活动量低：参考有关学者的衰弱研究，选择国际体力活动量表短卷（international physical activity questionnaires short，IPAQ-S）作为躯体活动量低的评估工具，通过询问被试者过去一周内的活动类型、时长及频次，计算一周的活动量，累积未达到600 MET-mins被认为活动量低。问卷中涉及的各项体力活动强度均由代谢当量（metabolic equivalent，MET）表示。不同强度活动MET值见表6-29，IPAQ-S量表内容见表6-30。能量消耗计算公式：

$$1 \text{ 周能量消耗（MET-min/w）} = f \times t \times A$$

（注：f= 活动频率；t= 活动时间（min）；A= 活动项目当量）

表6-29 国际体力活动量表短卷各项体力活动的代谢当量

体力活动强度	MET 赋值
重度	8
中等	4
步行	3.3

表 6-30　国际体力活动量表短卷

指导语：本调查表旨在调查人们在日常生活中的体力活动情况。调查表中的问题是针对您在过去 7 天中进行各种体力活动的时间，包括工作、交通行程、家务劳动，以及闲暇时间（体育锻炼、娱乐活动）中的各项体力活动。在下列问题中，重体力活动是指需要您花费大力气完成，呼吸较平常明显增强的活动；中等强度体力活动是指需要您花费中等力气完成，呼吸较平常稍微增强的活动。在回答下面的问题时，只考虑那些每次至少 10 分钟的体力活动。

1a　在过去 7 天中，您有几天进行重体力活动，例如搬（举）重物、跑步、游泳、踢足球、打篮球、打网球、跳绳、跳舞、健身房内跳健身操等？（只计算那些每次至少 10 分钟的活动）

　　每周____天

　　□ 没有（0）（跳至问题 2a）

1b　在这几天中，您每天进行这些重体力活动的时间

　　平均为每天____小时____分钟

2a　在过去 7 天中，您有几天进行中等强度体力活动，如搬（举）轻物、骑自行车、打太极拳、练功十八法、关节操、扇子舞、木兰拳、乒乓球、羽毛球、交谊舞等？不包括步行（只计算那些每次至少 10 分钟的活动）

　　每周____天

　　□ 没有（0）（跳至问题 3a）

2b　在这几天中，您每天进行这些中等强度体力活动的时间为

　　平均每天____小时____分钟

3a　在过去 7 天中，您有几天每次步行至少 10 分钟？这里的步行包括您工作时和在家中的步行，交通行程的步行以及为了锻炼身体进行的步行

　　每周____天

　　□ 没有（0）（跳至问题 4）

3b　在这几天中，您每天步行的时间为

　　平均每天____小时____分钟

4　最后的问题是关于您处于静坐的时间，包括您在工作单位和家中，坐在办公桌前、电脑前，坐着或躺着看电视，拜访朋友，看书，乘车等的时间

　　在过去 7 天中，您每天处于静坐的时间大约为

　　平均每天____小时____分钟

（三）使用方法及注意事项

（1）以自评及测量的方式完成测评："衰弱表型定义中"非预期体重下降""自述疲乏""躯体活动量低"这三项指标采用自评方式，在告知指导语后，可由工作人员逐句询问老年人，根据老年人的口头回答代为填写；也可让老年人自己阅读和填写。"肌力弱""行走速度慢"这两项指标采用测量的方式，采用精密的测量器械，指导老年人采取正确的姿势进行测量。

（2）握力测量的要点：测量握力时，选择有力手，取立位，两脚与肩宽，两臂自然下垂，用最大力紧握上下两个握柄，测试 2 次，取最大值，记录以 kg 为单位，保留小数点 1 位。注意：用力时禁止摆臂、下蹲或将握力计接触身体；如果被试者分不出有力手，双手各测试 2 次。

（3）注意不同指标的测评时间："非预期体重下降"应向被试者强调测评时间范围为"过去 1 年"，"自述疲乏""躯体活动量低"的测评时间范围为"过去 1 周"。

二、衰弱指数

（一）简介

衰弱指数（frailty index，FI）由 Rockwood 和 Mitnitski 等于 2002 年基于加拿大健康和老龄化数据提出的"健康累积缺失"的理论上开发的一项测量工具，可以对衰弱程度进行逐级描述。该量表涵盖了 70 项可能的缺陷，涉及临床症状、体征、实验室检查等多方面信息，存在健康缺陷的数目与总项目数的比值被认为是衰弱指数。该方法不关注单独某一项健康缺陷，而是从整体的角度进行衰弱描述，健康缺陷累积的越多，则个体越衰弱，出现健康危险的可能性就越大。该评估方法具备 A 级证据推荐。

（二）内容

衰弱指数采用加拿大健康与衰老课题研究所设计的衰弱指数项目列表，衰弱指数的计算公式为：FI= 健康缺陷项目 / 完成的项目数，≥ 0.25 为衰弱，

0.12~0.25 为衰弱前期，< 0.12 为无衰弱状态（表 6–31）。加拿大健康与衰老研究课题组为更全面、精确地评估老年人的衰弱程度，在衰弱指数基础上形成了临床衰弱水平量表（clinical frailty scale，CFS），用来对衰弱进行分级（表 6–32）。

表 6–31　衰弱指数（FI）项目列表

1. 日常生活活动改变	2. 四肢运动缓慢	3. 穿衣困难
4. 理发困难	5. 洗澡困难	6. 独自外出困难
7. 做饭困难	8. 吮吸困难	9. 如厕困难
10. 站立困难	11. 跌倒	12. 情绪问题
13. 认知障碍	14. 认知障碍病史	15. 认知障碍家族史
16. 记忆力减退	17. 短期记忆障碍	18. 长期记忆障碍
19. 尿失禁	20. 脑卒中史	21. 晕厥或一过性黑矇
22. 脑血管问题	23. 充血性心力衰竭	24. 心律不齐
25. 心脏问题	26. 高血压	27. 心肌梗死
28. 抑郁症病史	29. 抑郁	30. 外周血管搏动
31. 感到悲伤或沮丧	32. 精神功能改变	33. 偏执症
34. 谵妄	35. 感到疲乏	36. 头痛
37. 出现掌颏反射	38. 坐立不安	39. 睡眠改变
40. 运动功能受损	41. 肌肉骨骼疾病	42. 肌肉体积减少
43. 局限性癫痫发作	44. 全身性癫痫发作	45. 静止性震颤
46. 四肢肌肉紧张	47. 平衡受损	48. 四肢协调障碍
49. 意向性震颤	50. 姿势性震颤	51. 躯体协调障碍
52. 帕金森	53. 步态不规则	54. 出现噘嘴反射
55. 头颈部疾病	56. 颈部肌肉紧张	57. 面部肌肉紧张
58. 腹部疾病	59. 直肠病变	60. 胃肠疾病
61. 肺部疾病	62. 呼吸系统疾病	63. 退行性疾病史
64. 乳腺疾病	65. 糖尿病史	66. 甲状腺疾病史
67. 甲状腺疾病	68. 皮肤疾病	69. 恶性疾病
70. 其他疾病史		

表6-32 临床衰弱水平量表（CFS）

衰弱等级	具体测量
1. 非常健康	身强力壮、充满活力，有计划地定期进行体育锻炼，处于所在年龄段最健康的状态
2. 健康	无明显的疾病症状，但不如I级健康，经常进行体育锻炼，偶尔非常活跃
3. 维持健康	存在可控制的健康缺陷，除常规行走外，无定期的体育锻炼
4. 脆弱易损伤	日常生活不需他人帮助，但身体的某些症状会限制日常活动，常见的主诉为行动缓慢和感觉疲乏
5. 轻度衰弱	明显的动作缓慢，工具性日常生活活动需要帮助（如去银行、乘公交车、干重的家务活、用药等）；轻度衰弱会进一步削弱其独自在外购物、行走、备餐及干家务活的能力
6. 中度衰弱	所有的室外活动均需要帮助，在室内上下楼梯、洗澡等需要帮助，可能穿衣服也会需要（一定限度的）辅助
7. 严重衰弱	个人生活完全不能自理，但身体状态较稳定，一段时间内（＜6个月）不会有死亡的风险
8. 非常严重衰弱	生活完全不能自理，接近生命终点，已不能从任何疾病中恢复
9. 终末期	接近生命终点，生存期＜6个月的垂危患者

（三）使用方法及注意事项

（1）以自评方式完成测评：在告知指导语后，可让被试者自己填写，或由工作人员逐条念给被试者，根据被试者的口头回答代为填写。

（2）评估要点：对每一个变量进行编码，不健康为1，健康/不存在健康缺陷为0，计算累计健康缺陷得分，除以理论总分，衰弱指数范围为0~1分。依据衰弱指数的状况对被试者的衰弱进行分级。

（3）注意测评时间：明确不同指标的测量时间范围，例如区分现病史和既往病史，从而对被试者的各项指标进行准确评估。

参考文献

［1］吴欣娟.护理管理工具与方法实用手册 [M].北京：人民卫生出版社，2015.

［2］张玉梅，宋鲁平.康复评定常用量表 [M].北京：科学技术文献出版社，2018.

［3］陆林，王雪芹，唐向东.睡眠与睡眠障碍相关量表 [M].北京：人民卫生出版社，2016.

［4］戴晓阳.常用心理评估量表手册 [M].北京：人民军医出版社，2010.

［5］李丽雅，姜男，赵岳.孤独症儿童父母创伤后成长状况及其影响因素分析 [J].中华护理杂志，2015，50（3）：317-321.

［6］程憺，宿传青，任彤彤，等.VIC-FRAT 跌倒风险评估表的信效度评价及临床应用 [J].实用临床护理学电子杂志，2016，1（5）：18-20.

［7］谢浩芬.营养风险筛查（NRS2002）的研究进展及对营养支持的意义 [J].中华现代护理杂志，2017，23（11）：1457-1460.

［8］中国便秘联谊会，中国医师协会肛肠分会，中国民族医药学会肛肠分会，等.2017 版便秘的分度与临床策略专家共识 [J].中华胃肠外科杂志，2018，21（3）：345-346.

［9］中国痴呆与认知障碍指南写作组，中国医师协会神经内科医师分会认知障碍疾病专业委员会.2018 中国痴呆与认知障碍诊治指南（一）：痴呆及其分类诊断标准 [J].中华医学杂志，2018，98（13）：965-970.

［10］应巧燕，刘华平，郭欣颖，宋艳芳.老年人衰弱筛查和评估的证据总结 [J].护理学杂志，2017，32（1）：95-98.

［11］Syan Raveen，Brucker Benjamin M. Guideline of guidelines：urinary incontinence [J]. BJU Int，2016，117：20-33.